"十四五"职业教育医学类精品教材

临床医学基本技能

（供护理、口腔、影像、检验、药学、中药学等专业使用）

主　编　霍海乐　姜维娟　周　炜

副主编　夏玉婷　钱晓琼　蔡丽萍　李　蓉　邹　璇

编　委　（按姓氏汉语拼音排序）

蔡丽萍　高亚红　霍海乐　姜维娟　李　蓉

刘　燕　马珍珠　钱晓琼　吴　娅　吴永丽

夏玉婷　杨淑婷　叶萌洁　周　炜　周　娅

周启芬　朱雪姣　邹　璇

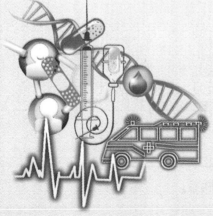

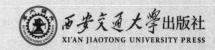

U0303945

西安交通大学出版社
XI'AN JIAOTONG UNIVERSITY PRESS

图书在版编目（CIP）数据

临床医学基本技能 / 霍海乐，姜维娟，周炜主编. —西安：
西安交通大学出版社，2023.6（2024.7 重印）
ISBN 978 - 7 - 5693 - 3229 - 2

Ⅰ.①临…　Ⅱ.①霍…②姜…③周…　Ⅲ.①临床医
学　Ⅳ.①R4

中国国家版本馆 CIP 数据核字（2023）第 081233 号

书　　名	临床医学基本技能	
主　　编	霍海乐　姜维娟　周　炜	
责任编辑	郭泉泉	
责任校对	秦金霞	
装帧设计	伍　胜	

出版发行	西安交通大学出版社
	（西安市兴庆南路 1 号　邮政编码 710048）
网　　址	http://www.xjtupress.com
电　　话	(029)82668357　82667874（市场营销中心）
	(029)82668315（总编办）
传　　真	(029)82668280
印　　刷	陕西思维印务有限公司

开　　本	787 mm×1092 mm　1/16　印张 11　字数 207 千字
版次印次	2023 年 6 月第 1 版　2024 年 7 月第 2 次印刷
书　　号	ISBN 978 - 7 - 5693 - 3229 - 2
定　　价	40.00 元

如发现印装质量问题，请与本社市场营销中心联系。
订购热线：(029)82665248　(029)82667874
投稿热线：(029)82668803　(029)82668805

前　言

　　"岗、课、赛、证"融合育人是促进医学生综合素质全面发展的重要手段。对学生思想观念、人格心理、道德品质的培育必须在理论结合实践中完成。一名合格的医学生、一名优秀的医务工作者需要具备的职业意识、职业精神、职业习惯等综合职业素养,也需要在真实的工作情境中琢磨锻炼,才能逐渐内化于心,成为个体稳定的精神品质和行为素养。医学教育中实施"岗、课、赛、证"融合育人就是要把属于实践教育范畴的"岗""赛""证"与属于理论教育范畴的"课"充分结合起来,使医学生在校学习专业知识与技术、技能的同时,也能更充分地获得精神教育和综合职业素养培育。

　　为帮助医学生有效掌握其执业所具备的基本素养、基本知识和基本技能,具有综合运用能力,今后能够有效地从事医疗、预防和保健工作,根据各专业执业资格考试大纲的要求和特点,我们组织专家精心编写了《临床医学基本技能》一书。本书以岗位胜任能力为导向,覆盖了消毒隔离技术、临床常用技能等20项常用技术、技能。

　　本书的编写广泛听取了医学专家的意见。本书在"OBE"教育理念(成果导向教育理念)指导下,以岗位能力为主线,对接职业标准与专业教学标准,创新专业课程教学模式,贯穿"理实一体、学做一体"的教学理念,旨在打造"课程融合"的教学体系,提升专业技能教学的实践性和有效性,实现学生自身素质、能力的全面提高和个性的全面发展。

《临床医学基本技能》编委会
2023 年 5 月

目　录

第一章 消毒隔离技术

第一节 无菌技术

一、无菌技术的相关理论知识

(一)概念

1.无菌技术

无菌技术指在医疗、护理操作过程中,防止一切微生物侵入人体和防止无菌物品、无菌区域被污染的技术。

2.无菌区

无菌区指经灭菌处理且未被污染的区域。

3.非无菌区

非无菌区指未经灭菌处理,或虽经灭菌处理但又被污染的区域。

4.无菌物品

无菌物品指通过灭菌处理后保持无菌状态的物品。

5.非无菌物品

非无菌物品指未经灭菌处理或经灭菌处理后又被污染的物品。

(二)无菌技术操作原则

1.操作环境清洁、宽敞

操作室应清洁、宽敞,对其应定期消毒;无菌操作前半小时停止清扫、减少走动、避免扬尘;操作台清洁、干燥、平整,物品摆放合理。

2.工作人员仪表符合要求

无菌操作前,工作人员应着装整洁、修剪指甲、洗手、戴口罩,必要时应穿无菌衣、戴无菌手套。

3. 无菌物品管理有序、规范

（1）存放环境：适宜的室内环境要求温度低于 24 ℃，相对湿度 <70%，机械通风换气每小时 4～10 次；应将无菌物品存放于无菌包或无菌容器内，并置于高出地面 20 cm、距离天花板超过 50 cm、离墙远于 5 cm 处的物品存放柜或存放架上，以减少来自地面、屋顶和墙壁的污染物的污染。

（2）标识清楚：无菌包或无菌容器外需标明物品名称、灭菌日期；无菌物品必须与非无菌物品分开放置，并且有明显标志。

（3）使用有序：对无菌物品通常应按失效期先后顺序摆放、取用；无菌物品必须在有效期内才可使用，若疑有污染、已被污染或过期，则应重新灭菌或更换。

（4）储存有效期：对使用纺织品材料包装的无菌物品来说，如存放环境符合要求，则其有效期宜为 14 d，否则一般为 7 d；对医用一次性纸袋包装的无菌物品来说，其有效期宜为 30 d；对使用一次性医用皱纹纸、一次性纸塑袋、医用无纺布或硬质密封容器包装的无菌物品来说，其有效期宜为 180 d；对由医疗器械生产厂家提供的一次性使用无菌物品来说，其有效期应遵循包装上的说明。

4. 操作过程中加强无菌观念

明确无菌区、非无菌区、无菌物品、非无菌物品；非无菌物品应远离无菌区；操作者身体应与无菌区保持一定距离；取、放无菌物品时，应面向无菌区；取用无菌物品时，应使用无菌持物钳；无菌物品经取出后，即使未用，也不可放回无菌容器内；手臂应保持在腰部或治疗台面以上，不可跨越无菌区，手不可接触无菌物品；避免面对无菌区谈笑、咳嗽、打喷嚏；如无菌物品疑有污染或已被污染，则不可使用，应予以更换；一套无菌物品只可供一位患者使用。

二、无菌技术基本操作

【情境案例】

李女士，28 岁，三天前下班骑电动车回家途中不慎摔倒，致使身体多处擦伤，当天在某医院门诊进行了伤口清洗、缝合及包扎处理，现遵医嘱到医院进行伤口换药，请根据她的情况准备 1 个无菌换药盘。

【操作目的】

防止一切微生物侵入人体，防止无菌物品、无菌区域被污染。

【操作前准备】

1. 评估

评估操作环境及用物是否符合无菌技术基本操作要求。

2.环境准备

环境宽敞、清洁、光线适中,操作前 30 min 停止打扫、减少人员走动,以避免扬尘。

3.自身准备

保持衣帽整洁,洗手,戴口罩。

4.用物准备

(1)治疗车上层:小毛巾 2 块、无菌持物钳 1 把、无菌容器或缸 1 个、治疗碗 1 个、无菌包布 1 块、治疗盘 2 个、弯盘 1 个、无菌溶液、无菌手套、无菌纱布、标签贴、化学指示卡、化学指示胶带、安尔碘、棉签、橡胶圈、手消毒液。

(2)治疗车下层:生活垃圾桶、医疗垃圾桶、回收桶。

【操作步骤】

无菌技术的操作步骤见表 1-1。

表 1-1　无菌技术的操作步骤

步骤		要点	注意事项
使用无菌持物钳	1.查对	检查并核对物品的名称、有效期、灭菌标识	●确保在灭菌有效期内使用。 ●第一次开包使用时,应记录打开日期、时间并签名,4 h 内有效
	2.取钳	打开盛放无菌持物钳的容器盖,手持持物钳上 1/3 处,闭合钳端,将钳移至容器中央,垂直取出,关闭容器盖	●手不可触及容器盖内面。 ●盖闭合后不可从盖孔中取、放无菌持物钳。 ●取、放时,钳端不可触及容器口边缘
	3.使用	保持钳端向下,在腰部以上视线范围内活动,不可倒转向上	●保持无菌持物钳的无菌状态
	4.放钳	用后闭合钳端,打开容器盖,快速垂直放回容器内	●防止无菌持物钳因在空气中暴露过久而被污染
使用无菌容器	1.查对	检查并核对无菌容器的名称、灭菌日期、失效期	●应同时查对无菌持物钳,以确保其在有效期内。 ●若为第一次使用,则应记录开启日期、时间并签名,24 h 内有效
	2.开盖	取物时,打开容器盖,将其平移离开容器,内面向上置于稳妥处或拿在手中	●不能在无菌容器上方翻转盖,以防灰尘落入容器内。 ●开、关盖时,手不可触及盖的边缘及内面,以防发生污染
	3.取物	用无菌持物钳从无菌容器内夹取无菌物品	●垂直夹取物品,无菌持物钳及无菌物品不可触及容器口边缘

	步骤	要点	注意事项
使用无菌容器	4. 关盖	取物后,立即将盖盖严	●避免容器内的无菌物品在空气中暴露过久
	5. 手持容器	手持无菌容器(如治疗碗)时,应托住其底部	●手不可触及容器口边缘及内面
使用无菌包	1. 查对	检查并核对无菌包的名称、灭菌日期、有效期、灭菌标识,检查无菌包是否潮湿或破损	●应同时查对无菌持物钳,以确保其在有效期内
	2. 开包	一手将无菌包托在手上,另一手撕开胶带,或解开系带并卷放在手上,用手接触包布四角外面,依次揭开并捏住四角	●手不可触及包布内面及无菌物品
	3. 放物	稳妥地将无菌包内的物品放在备好的无菌区内或递送给术者	●投放时,用手托住包布,使其无菌面朝向无菌区域
	4. 整理	—	●将包布折叠放妥
铺无菌盘	1. 查对	—	●同无菌包使用法。 ●应同时查对无菌持物钳、无菌物品,以确保其在有效期内
	2. 取巾	打开无菌包,用无菌持物钳取1块治疗巾并放于治疗盘内	●如治疗巾未用完,则应按要求开包、回包,注明开包时间,限24 h内使用
	3. 铺盘(双层铺巾法)	(1)铺巾:双手捏住治疗巾一边两角外面,轻轻抖开,从远到近将治疗巾铺于治疗盘上,无菌面朝上。 (2)放入无菌物品。 (3)覆盖:再取1块治疗巾,打开,将其从近到远覆盖于无菌物品上,无菌面朝下。将2块治疗巾边缘对齐,将四边多余部分分别向上反折	●治疗巾内面构成无菌区。 ●不可跨越无菌区。 ●铺巾时,手不可触及治疗巾的另一面
	4. 记录	注明铺盘日期、时间并签名	●铺好的无菌盘4 h内有效
倒取无菌溶液	1. 清洁	取盛有无菌溶液的密封瓶,擦净瓶外灰尘	—
	2. 查对	检查并核对:①瓶签上的药名、剂量、浓度和有效期;②瓶盖有无松动;③瓶身有无裂缝;④溶液有无沉淀、浑浊或变色	●确定溶液正确、质量可靠。 ●对光检查溶液质量。 ●核对无菌持物钳、无菌纱布的有效期

续表

步骤		要点	注意事项
倒取无菌溶液	3. 开瓶	用启瓶器撬开瓶盖,消毒瓶塞,待干后打开瓶塞	●按无菌原则打开瓶塞,手不可触及瓶口及瓶塞内面,以防发生污染
	4. 倒液	手持溶液瓶,将瓶签朝向掌心,倒出少量溶液并旋转冲洗瓶口,再由原处倒出溶液至无菌容器中	●避免沾湿瓶签。 ●倒溶液时高度适宜,勿使瓶口接触容器口周围,勿使溶液溅出
	5. 盖塞	倒好溶液后立即塞好瓶塞	●必要时消毒后盖好,以防溶液被污染
	6. 记录	在瓶签上注明开瓶日期、时间并签名,放回原处	●对已开启的溶液瓶内的溶液,可保存24 h。 ●余液只作清洁操作用
	7. 处理	按要求整理用物并处理	—
戴、脱无菌手套	1. 查对	检查并核对无菌手套袋外的号码、灭菌日期,确认包装是否完整、干燥	●选择适合操作者手掌大小的手套号码。 ●确认手套在有效期内
	2. 打开手套袋	将手套袋平放于清洁、干燥的桌面上并打开	—
	3. 一次性取、戴手套	(1)两手同时掀开手套袋开口处,用一手拇指和食指同时捏住两只手套的反折部分,取出手套。 (2)将两只手套五指对准,先戴一只手,再以戴好手套的手指插入另一只手套的反折内面,用同法戴好。 (3)将后一只戴好的手套的翻边扣套在工作服衣袖外面,用同法扣套好另一只手套	—
	4. 检查调整	双手对合交叉检查手套是否漏气并调整手套位置	●手套外面(无菌面)不可触及任何非无菌物品
	5. 脱手套	用戴着手套的手捏住另一手套腕部外面翻转脱下,再将脱下手套的手伸入未脱下的手套内,捏住内面边缘,将手套向下翻转脱下	●勿使手套外面(污染面)接触到皮肤。 ●不可强拉手套
	6. 处理	按要求整理用物并处理,洗手,脱口罩	●将手套弃置于黄色医疗垃圾袋内

【注意事项】

（1）取、放无菌持物钳时应始终保持钳端向下，不可触及容器口边缘。

（2）应将使用后的无菌持物钳立即放回容器内；如到距离较远处取物，则应将无菌持物钳和无菌容器一起移至操作处。

（3）不可用无菌持物钳夹取油纱布或换药；当无菌持物钳被污染或可疑污染时，应重新灭菌。

（4）对用干燥法保存的无菌持物钳，应4 h更换一次。

（5）对用浸泡法保存的无菌持物钳，一般病房可7 d更换消毒液两次，使用频率高的部门要缩短更换周期，且应每天灭菌一次；取、放无菌持物钳时，不可触及液面以上部分的容器内壁；放入无菌持物钳时，应松开其轴节。

（6）夹取无菌物品时，无菌持物钳及无菌物品不可触及容器口边缘。

（7）移动无菌容器时，应用手托住其底部，手不可触及无菌容器口边缘及其内面。对从无菌容器内取出的无菌物品，虽未使用，也不得放回无菌容器内。

（8）避免无菌物品在空气中暴露过久。

（9）对无菌容器应定期灭菌，打开后应记录开启日期、时间并签名，24 h内有效。

（10）打开无菌包时，手只能接触无菌包外面，不可触及和跨越无菌包内面。

（11）当无菌包超过有效期、灭菌不合格、被污染或包布潮湿不可使用时，需重新灭菌。

（12）对一次性未用完的物品，限24 h内使用。

（13）应保持铺无菌盘区域干燥，应避免治疗巾潮湿、污染。

（14）铺盘时，非无菌物品和身体应与无菌盘保持适当距离，手不可触及治疗巾内面，不可跨越无菌区。

（15）对铺好的无菌盘应尽早使用，有效期不超过4 h。

（16）戴好无菌手套后，双手应始终保持在腰部或操作台面以上、水平视线范围内活动。

（17）戴好无菌手套后，如发现手套破损或可疑污染，则应立即更换。

（18）脱手套时应翻转脱下，避免强拉；手套外面不可触及皮肤或其他清洁物品；脱手套后应洗手。

（19）诊疗、护理不同患者应更换手套；一次性手套应一次性使用；戴手套不能替代洗手，必要时应进行手消毒。

（20）不可将物品伸入无菌溶液瓶内蘸取溶液；倾倒液体时，不可直接接触无菌溶液瓶口，应避免溶液溅出。

（21）已倒出的无菌溶液，不可再倒回瓶内，以免污染剩余溶液。

（22）已开启的无菌溶液 24 h 内有效，余液只作清洁使用。

三、无菌技术技能考核评价标准

无菌技术技能考核评价标准见表 1-2。

表 1-2　无菌技术技能考核评价标准

项目		项目总分	要求	分值	得分	备注
素质要求		5	●衣帽整洁、仪表大方、举止端庄。	3		
			●语言柔和恰当、态度端正认真	2		
操作前准备	环境准备	3	●环境准备叙述无误，台面宽敞清洁	3		
	物品准备	4	●用物齐备、摆放符合操作要求	4		
	护士准备	4	●洗手、戴口罩	4		
操作过程	取无菌持物钳	10	●清洁治疗盘、操作台。	2		
			●核对无菌包的名称、灭菌日期、灭菌效果，无漏项。	2		
			●正确取出泡钳筒，无菌持物钳无污染。	2		
			●取、放无菌持物钳方法正确，未触及容器口边缘。	2		
			●正确使用无菌持物钳，钳端向下，无菌持物钳无污染	2		
	使用无菌包	15	●核对无菌包的名称、灭菌日期、灭菌效果，无漏项。	2		
			●打开无菌包方法正确，无菌包无污染。	2		
			●取出治疗巾方法正确，治疗巾无污染。	3		
			●按原折痕包好无菌包（"一"字包）。	3		
			●注明开包日期、时间并签名，无漏项。	2		
			●打开治疗巾和铺无菌盘方法正确	3		
	取治疗碗	7	●核对无菌包的名称、灭菌日期、灭菌效果，无漏项。	2		
			●打开无菌碗包方法正确，无菌碗包无污染。	3		
			●正确取出治疗碗，治疗碗无污染	2		
	取无菌纱布包	5	●核对无菌纱布包。	1		
			●打开无菌纱布包方法正确。	2		
			●正确取、放无菌纱布，无菌纱布无污染	2		

项目		项目总分	要求	分值	得分	备注
操作过程	取无菌溶液	13	●核对无菌溶液,无漏项。	2		
			●消毒方法正确,无污染。	4		
			●开盖方法正确。	2		
			●倒无菌溶液方法正确,无污染,无漏液。	3		
			●正确处理未用完的无菌液体	2		
	覆盖无菌盘	5	●覆盖无菌盘方法正确。	3		
			●注明铺盘日期、时间并签名,无漏项	2		
	戴、脱无菌手套	15	●核对无菌手套包。	2		
			●用滑石粉涂擦双手,滑石粉无飞扬。	2		
			●取出手套方法正确。	3		
			●戴手套方法正确,手套无污染。	5		
			●脱手套方法正确	3		
操作后处理		6	●对用物处理恰当。	2		
			●用消毒抹布擦盘、台、车。	2		
			●洗手	2		
评价		8	●动作轻巧、稳重、准确、安全,无污染。	3		
			●操作熟练、规范,应变能力强。	3		
			●操作时间＜10 min	2		
关键缺陷		—	●无菌观念差、操作过程中造成严重污染为不及格	—		
总分		100	—	—		阅卷:

▶ 达标测试

选择题

1. 下列有关无菌技术操作原则的说法,不正确的是(   )

A. 将无菌物品与非无菌物品分开放置   B. 取无菌物品时,必须用无菌持物钳

C. 在无菌包外标明物品名称、灭菌日期   D. 若怀疑被污染,则不可使用

E. 若一套无菌物品未用完,则可以给其他患者使用

2. 铺好的无菌盘的有效期不得超过(   )

A. 4 h   B. 8 h   C. 12 h   D. 24 h   E. 48 h

3. 未开启的无菌物品在未被污染的情况下的有效期为(　　　)

A. 4 h　　　　　B. 8 h　　　　　C. 12 h　　　　　D. 24 h　　　　　E. 7 d

4. 到较远的地方夹取无菌物品时,使用持物钳时应(　　　)

A. 用右手持持物钳,用左手遮盖

B. 将钳端始终朝上

C. 手持持物钳并快速行走至目的地

D. 手持持物钳,小心被污染

E. 将钳端始终朝下,以防止发生污染

5. 正确使用无菌容器的方法是(　　　)

A. 盖的内面朝下,以确保放置稳妥

B. 手抓边缘,以确保持物牢靠

C. 手指不可触及容器的内面及边缘,盖内面朝上

D. 对自容器内取出的无菌物品,若未污染,则可直接放回容器内

E. 开盖 30 min 内盖好,以防发生污染

6. 下列为患者换药的操作中,不符合无菌技术操作原则的是(　　　)

A. 检查无菌包是否在有效期内,确认包装有无潮湿、破损

B. 铺好无菌盘,放入换药用物

C. 到病床前,打开无菌盘

D. 用戴好无菌手套的手揭去污染敷料,消毒伤口,盖上无菌敷料,固定

E. 将换下的敷料放入治疗车下层弯盘中

7. 某护士为患者行导尿术时发现手套破损,应该(　　　)

A. 用无菌纱布将破损处包裹好　　　　　B. 用治疗巾包裹手指后操作

C. 立即更换无菌手套　　　　　D. 再套上一双新的无菌手套

E. 用乙醇棉球擦拭破损处

8. 下列有关口罩使用的说法,不正确的是(　　　)

A. 始终保持口罩清洁、干燥　　　　　B. 脱口罩时可不洗手

C. 可将口罩挂于胸前　　　　　D. 对纱布口罩应每天更换

E. 医用外科口罩只能使用一次

9. 用干燥法保持的无菌持物钳的有效期为(　　　)

A. 4 h　　　　　B. 24 h　　　　　C. 7 d　　　　　D. 14 d　　　　　E. 3 d

10. 对一把长 20 cm 的镊子进行消毒时,消毒液需要浸没其(　　)

A. 15 cm　　　　B. 12 cm　　　　C. 12 cm　　　　D. 10 cm　　　　E. 12.5 cm

11. 使用无菌容器时,正确的方法是(　　)

A. 打开无菌容器盖后将盖的内面向下

B. 对取出后未用的无菌物品应立即放回

C. 手持无菌容器时应托住其底部

D. 取无菌物品时不能将容器盖拿在手上

E. 对无菌容器应每月灭菌一次

12. 取用无菌溶液时应先核对(　　)

A. 瓶签上的相关内容　　　　　　　　　B. 瓶口有无裂缝

C. 瓶盖有无松动　　　　　　　　　　　D. 溶液的澄清度

E. 溶液有无变色

13. 取无菌溶液时先倒出少量溶液的目的是(　　)

A. 检查溶液有无特殊气味　　　　　　　B. 检查溶液有无变色

C. 检查溶液有无浑浊　　　　　　　　　D. 检查溶液有无沉淀

E. 冲洗瓶口

14. 浸泡无菌持物钳时液面需浸没(　　)

A. 钳长的 1/3　　　　　　　　　　　　B. 钳长的 1/4

C. 钳长的 2/3　　　　　　　　　　　　D. 轴节以上 2~3 cm

E. 轴节以下 2~3 cm

15. 对已开启的无菌溶液可保存(　　)

A. 4 h　　　　　B. 8 h　　　　C. 24 h　　　　D. 7 d　　　　E. 14 d

16. 无菌包潮湿后,正确的处理方法是(　　)

A. 晒干后使用　　　　　　　　　　　　B. 烤干后使用

C. 立即用完　　　　　　　　　　　　　D. 24 h 内用完

E. 重新灭菌后使用

第二节　穿、脱隔离衣和防护服

一、穿、脱隔离衣和防护服的相关理论知识

（一）概念

1. 隔离衣

隔离衣是用于保护医务人员免受血液、体液和其他感染性物质污染，或用于保护患者免受感染的防护用品，可分为一次性隔离衣和布制隔离衣两类。

2. 防护服

防护服是临床医务人员在接触甲类或按甲类传染病管理的传染病患者时所穿的一次性防护服。

二、下列情况应穿隔离衣或防护服

（1）接触经接触传播的感染性疾病患者（如多重耐药菌感染患者）等时。

（2）对患者实行保护性隔离时，如大面积烧伤、骨髓移植等患者的诊疗、护理时。

（3）可能受到患者血液、体液、分泌物、排泄物喷溅时。

【情境案例】

陈先生，男，18岁。因左下肢外伤住院治疗。入院后查体：左下肢有一处 1 cm×2 cm 大小的开放性创口，创口周围皮肤肿胀，呈紫红色，有浆液渗出。入院诊断为"左下肢气性坏疽"，需采取接触隔离措施。护士在护理该患者前、后需穿、脱隔离衣或防护服。

【操作目的】

保护医务人员免受血液、体液和其他感染性物质污染，或用于保护患者避免感染。

【操作前准备】

1. 环境准备

环境清洁、宽敞。

2. 自身准备

保持衣帽整洁，洗手，戴口罩，取下手表，卷袖过肘。

3. 用物准备

隔离衣或防护服 1 件、挂衣架、手消毒用物。

【操作步骤】

穿、脱隔离衣和防护服的操作步骤见表 1 - 3。

表 1 - 3 穿、脱隔离衣和防护服的操作步骤

	步骤	要点	注意事项
穿隔离衣	1. 评估	患者的病情、治疗与护理,隔离的种类及措施,穿隔离衣的环境	●根据隔离种类确定是否穿隔离衣
	2. 取衣	查对隔离衣,取衣后手持衣领,将衣领两端向外折齐,对齐肩缝	●选择隔离衣型号,隔离衣应能遮住全部衣服和外露的皮肤;查对隔离衣是否干燥、完好,有无穿过。 ●如果隔离衣已被穿过,则隔离衣的衣领和内面应被视为清洁面,外面应被视为污染面。取衣时,手持衣领,使清洁面朝向自己,露出肩袖内面
	3. 穿袖	一手持衣领,另一手伸入一侧袖内,用持衣领的手向上拉衣领	—
	4. 系领	两手持衣领,自衣领中央沿边缘由前向后系好衣领	●系衣领时,袖口不可触及衣领、面部和帽子
	5. 系袖口	扣好袖口或系上袖带	●若为带松紧的袖口,则无须系袖口
	6. 系腰带	将隔离衣一边(约在腰下 5 cm 处)逐渐向前拉,见到衣边捏住,用同法捏住另一侧衣边,两手在背后将衣边边缘对齐后向一侧折叠;一手按住折叠处,另一手将腰带拉至背后折叠处,在背后交叉并打一活结	●后侧边缘须对齐,折叠处不能松散。 ●如隔离衣被穿过,则手不可触及隔离衣的内面。 ●隔离衣后侧下部边缘如有衣扣,则应先扣上衣扣。 ●穿好隔离衣后,双臂保持在腰部以上、视线范围内;不得进入非无菌区,避免接触非无菌物品
脱隔离衣	1. 解腰带	解开腰带,在前面打一活结	●明确脱隔离衣的区域划分。 ●如隔离衣后侧下部边缘有衣扣,则应先解开衣扣
	2. 解袖口	解开袖口,将衣袖上拉,在肘部将部分衣袖塞入工作服的衣袖内,充分暴露双手	●不可将衣袖外侧塞入袖内
	3. 消毒双手	—	●不能沾湿隔离衣

续表

步骤		要点	注意事项
脱隔离衣	4. 解衣领	—	●保持衣领清洁
	5. 脱衣袖	两手持带,将隔离衣从胸前向下拉;两手分别捏住对侧衣领内侧清洁面下拉,脱去衣袖	●衣袖不可污染手及手臂。 ●双手不可触及隔离衣外面。 ●如还需使用,则一手伸入另一侧袖口内,拉下衣袖过手(遮住手),再用衣袖遮住的手在外面握另一衣袖的外面并拉下衣袖,两手在袖内使衣袖对齐,双臂逐渐退出
	6. 处理	将隔离衣污染面向内,将衣领及衣边卷至中央,将一次性隔离衣投入医疗垃圾袋中,如为需换洗的布制隔离衣,则放入污衣回收袋内清洗、消毒后备用	●如隔离衣还可使用,则双手持衣领,将隔离衣两边对齐,挂在衣钩上。如挂在半污染区,则清洁面向外;如挂在污染区,则污染面向外
穿防护服	1. 取衣	查对防护服	●查对防护服是否干燥、完好,大小是否合适,是否穿过;确定内面和外面
	2. 穿防护服	穿下衣—穿上衣—戴帽子—拉拉链	●无论是连体防护服,还是分体防护服,都应遵循本顺序
	3. 脱防护服	—	●勿使衣袖触及面部。 ●脱防护服前先洗手
脱分体防护服	1. 拉开拉链	—	—
	2. 脱帽子	上提帽子,使帽子脱离头部	—
	3. 脱上衣	先脱衣袖,再脱上衣,将污染面向内放入医疗垃圾袋内	—
	4. 脱下衣	由上向下边脱边卷,将污染面向内置于医疗垃圾袋内	●脱防护服后洗手
脱连体防护服	1. 拉开拉链	将拉链拉到底	—
	2. 脱帽子	上提帽子,使帽子脱离头部	—
	3. 脱防护服	先脱衣袖,再自上向下边脱边卷,污染面向内,将防护服全部脱下后卷成包裹状,置于医疗垃圾袋内	●脱防护服后洗手

【注意事项】

(1)只能在规定区域内穿、脱隔离衣,穿前确认无潮湿、破损,长短合适,须能全部遮盖工作服。

(2)对隔离衣应每日更换。如有潮湿或污染,则应立即更换。接触不同病种患者时应更换隔离衣。

（3）在穿、脱隔离衣的过程中,应避免污染衣领、面部、帽子和清洁面,始终保持衣领清洁。

（4）穿好隔离衣后,应保持双臂在腰部以上、视线范围内,同时不得进入非无菌区,避免接触非无菌物品。

（5）消毒手时,不能沾湿隔离衣,隔离衣也不可触及其他物品。

（6）脱下的隔离衣如挂在半污染区,则清洁面向外;如挂在污染区,则污染面向外。

三、考核评价标准

穿、脱隔离衣技能考核评价标准见表1-4。

表1-4 穿、脱隔离衣技能考核评价标准

项目		项目总分	要求	分值	得分	备注
素质要求		5	●衣帽整洁、仪表大方、举止端庄。 ●语言柔和恰当、态度端正认真	3 2		
操作前准备	评估	3	●了解病情。 ●根据隔离种类进行操作	2 1		
	环境准备	3	●环境宽敞、清洁、明亮	3		
	物品准备	5	●物品准备齐全、摆放合理	5		
	护士准备	4	●取下手表,卷袖过肘。 ●洗手,戴口罩	2 2		
操作过程	穿隔离衣	30	●取隔离衣时,清洁面朝向自己。	2		
			●穿衣袖方法正确,未污染领口。	4		
			●扣领扣符合要求,未污染头面部。	4		
			●系袖口时边缘对齐,袖口系带未松脱。	4		
			●拉起隔离衣双侧腋中线,在前方对齐。	2		
			●双手捏边缘,在背后对齐后内卷。	4		
			●工作服后背未外露。	3		
			●系腰带方法正确,系末端向下。	4		
			●穿好后双手在腰部以上。	2		
			●至患者床旁进行护理操作(口述)	1		

项目		项目总分	要求	分值	得分	备注
操作过程	脱隔离衣	30	●解开腰带。	2		
			●在前面打活结,腰带无松散或低于隔离衣。	3		
			●解开袖口。	2		
			●塞衣袖方法正确,未污染手臂。	4		
			●按顺序刷手(口述)。	4		
			●按要求冲手(口述)。	3		
			●按要求泡手(口述)。	2		
			●解开领扣,未污染领口和头面部。	2		
			●从一侧袖口内拉下衣袖过手。	3		
			●用遮盖住的手在外面拉下另一衣袖。	3		
			●用两手在袖内对齐衣袖后退出双臂	2		
操作后处理		10	●折隔离衣方法正确。	5		
			●隔离衣处理恰当。	2		
			●洗手、脱口罩	3		
评价		10	●动作轻巧、稳重、准确、熟练,无污染。	8		
			●操作时间 <5 min	2		
关键缺陷		—	●隔离观念差、操作过程中造成严重污染为不及格	—		
总分		100	—	—	阅卷:	

 达标测试

选择题

1. 工作人员进入隔离区护理患者时,必须(　　)

A. 戴帽子、口罩,穿隔离衣

B. 穿好隔离衣后准备所需物品

C. 将患者的衣服等物品直接交给家属

D. 将患者的排泄物倾倒入专用污水通道

E. 每周消毒病室物品及空气两次

2. 患者,男,45 岁,被诊断为"乙型肝炎",住感染病区。护士应告诉该患者属于无菌区的是(　　)

A. 病房　　　　　　B. 浴室　　　　　　C. 医护人员值班室

D. 化验室　　　　　E. 医护办公室

3. 隔离区域内属于半污染区的是(　　　)

A. 更衣室　　　　　B. 配膳室和值班室　　C. 治疗室和库房

D. 内走廊和检验室　E. 病房和洗漱间

4. 解除隔离的条件是(　　　)

A. 患者症状减轻或消失　　　　　　　　B. 分泌物一次培养结果为阴性

C. 分泌物三次培养结果均为阴性　　　　D. 分泌物三次培养结果均为阳性

E. 患者自我感觉好转,无不适

5. 脱隔离衣时消毒双手后应(　　　)

A. 解领扣　　　　　B. 解腰带　　　　　C. 脱衣袖

D. 解袖口　　　　　E. 摘口罩

6. 穿隔离衣时要注意避免污染(　　　)

A. 腰带以下部分　　B. 腰带　　　　　　C. 衣袖

D. 领口　　　　　　E. 前襟

7. 下列不属于清洁区的是(　　　)

A. 医护办公室　　　B. 医护人员值班室　C. 更衣室

D. 库房　　　　　　E. 配膳室

8. 下列关于隔离要求的描述,不正确的是(　　　)

A. 各区之间界线清楚、标识明显　　　　B. 病室内都应该保持昏暗

C. 对不同种类传染病患者应分室安置　　D. 对疑似患者应单独安置

E. 两病床之间的距离不小于 1.1 m

9. 下列穿、脱隔离衣时的做法,不正确的是(　　　)

A. 穿隔离衣前,检查隔离衣是否潮湿、破损

B. 穿、脱隔离衣时避免污染清洁面和面部

C. 如有潮湿或污染,则应立即更换

D. 消毒手时,不能沾湿隔离衣,隔离衣也不可触及其他物品

E. 若挂在半污染区,则污染面向外;若挂在污染区,则清洁面向外

10. 使用隔离衣后要求(　　　)

A. 每次更换　　　　B. 每小时更换　　　C. 每 4 h 更换

D. 每天更换　　　　　E. 若隔离衣潮湿,则可在晾干后使用

11. 接触传染病患者后刷洗双手的正确顺序是(　　)

A. 前臂、腕部、手背、手掌、手指、指缝、指甲

B. 指甲、指缝、手指、手掌、手背、腕部、前臂

C. 前臂、腕部、指甲、指缝、手背、手掌

D. 手掌、腕部、手指、前臂、指甲、指缝

E. 腕部、前臂、手掌、手背、手指、指甲

12. 正确使用避污纸的方法是(　　)

A. 戴手套后拿取　　　B. 用镊子夹取　　　C. 从页面抓取

D. 掀页撕　　　　　　E. 经他人传递

13. 使用隔离衣的正确方法是(　　)

A. 每周更换一次　　　　　　B. 保持袖口内、外面清洁

C. 必须全部遮盖工作服　　　D. 若挂在走廊内,则应外面向外

E. 潮湿后立即晾干

14. 在传染病病区,护士穿隔离衣后禁止进入的区域是(　　)

A. 病区走廊　　　　　B. 治疗室　　　　　　C. 化验室

D. 患者浴室　　　　　E. 严密隔离病室

15. 隔离衣一般情况下更换的时间是(　　)

A. 4 h　　　　　　　　B. 8 h　　　　　　　　C. 24 h

D. 48 h　　　　　　　E. 72 h

第二章 临床常用技能

第一节 生命体征测量

项目一 体温、脉搏、呼吸的测量

一、体温、脉搏、呼吸的相关理论知识

(一)概念

1. 体温

机体温度分为体核温度和体表温度。体温,也称体核温度,指身体内部胸腔、腹腔和中枢神经的温度,具有相对稳定且较皮肤温度高的特点。皮肤温度,也称体表温度,指皮肤表面的温度,可受环境温度和衣着情况的影响且低于体核温度。体温正常范围:肛温为 $36.5 \sim 37.7$ ℃、口温为 $36.3 \sim 37.2$ ℃、腋温为 $36.0 \sim 37.0$ ℃。

2. 脉搏

在每一个心动周期中,随着心脏的节律性收缩和舒张,动脉内的压力发生周期性变化,导致动脉管壁产生有节律的搏动,临床简称脉搏。脉搏正常值:$60 \sim 100$ 次/分。

3. 呼吸

机体在新陈代谢的过程中需要不断地从外界环境中摄取氧气,并把自身产生的二氧化碳排出体外,这种机体与环境之间进行气体交换的过程,称为呼吸。呼吸频率正常值:$16 \sim 20$ 次/分。

(二)体温、脉搏、呼吸测量的操作要点

1. 测口温

将口表水银端放于舌下热窝处,测量时间为 3 min。

2. 测肛温

润滑肛表水银端,将之轻轻插入肛门 $3 \sim 4$ cm,测量时间为 3 min。

3. 测腋温

将腋表水银端放于腋窝处,测量时间为 10 min。

4. 测脉搏

将食指、中指、无名指的指端放在桡动脉搏动处,测量时间为 30 s,将所测数值乘 2。

5. 测呼吸

观察患者胸部或腹部的起伏(一起一伏为一次呼吸),测量时间为 30 s,将所测数值乘 2。

二、体温、脉搏、呼吸测量的基本操作

【情境案例】

张女士,38 岁,教师,持续发热、头痛、鼻塞 5 d,上午 10:00 以"发热待查"入院,收住内科,患者入病区后神志清楚、精神较差,医生开出医嘱,需对其测量体温、脉搏、呼吸,每 4 h 一次,请按正确步骤实施。

【操作目的】

(1)判断体温、脉搏、呼吸有无异常。

(2)监测体温变化,分析热型,观察伴随症状;监测脉搏变化,间接了解心脏的功能状态;监测呼吸变化,间接了解呼吸系统的功能状态。

(3)为疾病的诊断、治疗、护理和预防提供依据。

【操作前准备】

1. 评估患者并解释

(1)评估:患者的年龄、病情、意识、治疗情况、心理状态及合作程度。

(2)解释:向患者及其家属解释体温测量的目的、方法、注意事项及配合要点。

2. 患者准备

(1)了解体温、脉搏、呼吸测量的目的、方法、注意事项及配合要点。

(2)体位舒适、情绪稳定。

(3)测量前 20～30 min 若有运动、进食、冷敷、热敷、洗澡、坐浴、灌肠等,则应休息 30 min后再测量。

3. 环境准备

室温适宜、光线充足、环境安静。

4. 自身准备

保持衣帽整洁,洗手,戴口罩。

5.用物准备

（1）治疗车上备容器2个（一个为清洁容器,盛放已消毒的体温计;另一个盛放测温后的体温计）、含消毒液纱布、表(有秒针)、记录本、笔、手消毒液。

（2）若测肛温,则另备润滑油、棉签、卫生纸。

【操作步骤】

生命体征测量的操作步骤见表2-1。

表2-1 生命体征测量的操作步骤

项目	步骤		要点	注意事项
体温测量	1.核对		携用物至患者床旁,核对患者的床号、姓名、腕带	●清点、检查体温计(确认无破损、水银柱在35 ℃刻度以下)。 ●测量方法方便
	2.测量	口温测量	(1)部位:将口表水银端斜放于舌下热窝。 (2)方法:闭口勿咬、用鼻呼吸。 (3)时间:3 min	●避免体温计被咬碎,造成损伤。 ●获得正确的测量结果。 ●测量方法安全,用于婴儿或其他无法测量腋温者
		腋温测量	(1)部位:将腋表水银端放于腋窝正中。 (2)方法:擦干汗液,使体温计紧贴皮肤,屈臂过胸,夹紧。 (3)时间:10 min	●形成人工体腔,保证测量的准确性;若腋下有汗,则会导致腋温增加,影响所测体温的准确性。 ●对不能合作者,应协助完成。 ●需长时间才能使腋下人工体腔内的温度接近机体内部的温度
		肛温测量	(1)体位:侧卧、俯卧、屈膝仰卧位,暴露测温部位。 (2)方法:润滑肛表的水银端,插入肛门3～4 cm。 (3)时间:3 min	●便于测量。 ●便于插入,避免擦伤或损伤肛门及直肠黏膜
	3.取表		取出体温计,用消毒纱布擦拭	●若测肛温,则用卫生纸擦净患者肛门处
	4.读数		—	●评估体温是否正常,若与病情不符,则应重新测量,有异常及时处理
	5.协助		协助患者穿衣裤、取舒适体位	●工作的完整性
	6.消毒		为体温计消毒	●备用
	7.绘制或录入		洗手后,绘制体温单或录入移动护理信息系统的终端设备	●绘制或录入体温时,要注明测定的部位

项目	步骤	要点	注意事项
脉搏测量	1.核对	携用物至患者床旁,核对患者的床号、姓名、腕带	●确认患者
	2.摆放体位	卧位或坐位;伸展手腕,将手臂放舒适位置	●患者舒适,便于护士测量
	3.测量	护士以食指、中指、无名指的指端按压在桡动脉处,按压力度适中,以能清楚测得脉搏搏动为宜	●压力太大可阻断脉搏搏动,压力太小则感觉不到脉搏搏动
	4.计数	正常脉搏测30 s,结果乘2。若发现患者脉搏短绌,则应由2名护士同时测量,一人听心率,另一人测脉搏,由听心率者发出"起"或"停"口令,计时1 min	●测量时注意脉率、脉搏强弱等情况。 ●得到正确的心率及脉率。 ●心脏听诊部位可选择左锁骨中线内侧第5肋处
	5.记录	—	●将脉率记录在记录本上。 ●以分数式记录脉搏短绌,记录方式为心率/脉率
	6.绘制或录入	洗手后,绘制体温单或输入移动护理系统的终端设备	—
呼吸测量	1.核对	携用物至患者床旁,核对患者的床号、姓名、腕带	●确认患者
	2.体位	舒适	●精神放松,避免引起患者紧张
	3.方法	护士用眼睛观察患者胸部或腹部的起伏	●女性以胸式呼吸为主,男性和儿童以腹式呼吸为主
	4.观察	呼吸频率、深度、节律、音响、形态及有无呼吸困难	—
	5.计数	正常呼吸测量30 s,结果乘2	●对异常呼吸患者或婴儿测量1 min
	6.记录	—	●将所测呼吸值记录在记录本上或输入移动护理系统的终端设备

【注意事项】

(1)告知患者测口温前15~30 min勿进食过冷、过热的食物,测口温时,应闭口,用鼻呼吸,勿用牙咬体温计。

(2)根据患者的实际情况,可以指导患者学会正确测量体温的方法。

(3)当为婴幼儿、意识不清或者不合作的患者测体温时,护士应当守候在患者身旁。

（4）如有影响测量体温的因素，则应推迟 30 min 再测量。

（5）当发现体温与病情不符时，应当复测体温。

（6）极度消瘦的患者不宜测体温。

（7）如患者不慎咬破温度计水银端，则应立即清除口腔内的玻璃碎片，再口服蛋清或牛奶，以延缓人体对水银的吸收。若病情允许，则可进食富含纤维素的食物，以促进人体对水银的排泄。

（8）在测量过程中，如患者有紧张、剧烈运动、哭闹等，则需待患者稳定后再测量。

（9）对脉搏短绌的患者，应安排 2 名护士测量脉搏，即一名护士测脉搏，另一名护士听心率，同时测量 1 min。

（10）因呼吸速率会受到意识的影响，故测量时不必告诉患者。

（11）对呼吸不规律的患者及婴儿，应当测量 1 min。

三、考核评价标准

体温、脉搏、呼吸测量的考核评价标准见表 2-2。

表 2-2　体温、脉搏、呼吸测量的考核评价标准

项目		项目总分	要求	分值	扣分	备注
素质要求		5	●衣帽整洁、仪表大方、举止端庄。 ●语言柔和恰当、态度和蔼可亲	3 2		
评估		4	●评估病情、影响测量的因素、心理状况、合作程度等并核对	4		
操作前准备	患者准备	2	●核对、解释	2		
	环境准备	2	●环境舒适	2		
	用物准备	2	●用物齐全、放置有序	2		
	护士准备	4	●洗手、戴口罩	4		
操作过程	患者准备	5	●将用物推至床旁，放在合适位置。 ●再次核对、解释，取得配合。 ●体位合适	1 2 2		
	测量体温	18	●选择测量部位。 ●再次检查体温计是否在 35 ℃ 刻度以下。 ●体温计放置位置、方法正确。 ●告知患者注意事项及测量时间	5 3 5 5		

项目		项目总分	要求	分值	扣分	备注
操作过程	测量脉搏	15	●测量部位、方法正确。	6		
			●计数 30 s(口述:若发现异常,则计数 1 min)。	4		
			●测量数值准确,误差小于 4 次/分	5		
	测量呼吸	15	●测量部位、方法正确(不引起患者注意)。	6		
			●计数 30 s(口述:若发现异常,则计数 1 min)。	4		
			●测量数值准确,误差小于 2 次/分	5		
	整理、记录	11	●记录脉搏、呼吸的数值、方法准确。	4		
			●检视体温计方法正确。	4		
			●记录体温数值准确	3		
操作后处理		9	●协助患者取舒适卧位,整理床单位,洗手。	4		
			●体温计消毒方法正确(口述时间)	5		
评价		8	●用物处理恰当。	2		
			●动作轻巧、稳重、安全。	2		
			●关心患者、治疗性沟通有效。	2		
			●操作时间 <10 min	2		
关键缺陷		—	●不关心患者、有沟通障碍、测量部位及数值不准确且误差大者为不及格	—		
总分		100	—	—		阅卷:

项目二　血压的测量

一、血压的相关理论知识

(一)概念

1. 血压

血压指血液在血管内流动时对血管壁的侧压力。

2. 正常血压

正常血压以肱动脉血压为标准,正常成人安静状态下的血压范围:收缩压为 90 ~ 139 mmHg(12.0 ~ 18.5 kPa),舒张压为 60 ~ 89 mmHg(8.0 ~ 11.8 kPa),脉压为 30 ~ 40 mmHg(4.0 ~ 5.3 kPa),平均动脉压为 100 mmHg(13.3 kPa)左右。

3. 计量单位换算

血压的计量单位有 kPa 和 mmHg 两种。kPa 和 mmHg 之间的换算关系:1 mmHg = 0.133 kPa;1 kPa = 7.5 mmHg。

(二)血压测量的操作要点

(1)取坐位或仰卧位,使心脏与肱动脉保持在同一水平面上。

(2)测血压首选的测量部位是肱动脉。

(3)在距肘窝 2~3 cm 处缠绕袖带,袖带的松紧以能插入一指为宜。

(4)匀速充气,缓慢放气;放气速度以每秒下降 4 mmHg 为宜。

二、血压测量的基本操作

【情境案例】

王女士,37 岁,教师,持续发热、头痛、鼻塞 5 d,上午 10:30 以"发热待查"入院,收住内科,患者入病区后神志清楚、精神较差,医生开出医嘱,需对其测量血压,每 4 h 一次,请按正确步骤实施。

【操作目的】

(1)判断血压有无异常。

(2)测量血压值,观察血压的动态变化,间接了解循环系统的功能状况。

(3)为诊断、治疗、护理和预防提供依据。

【操作前准备】

1. 评估患者并解释

(1)评估:患者的年龄、病情、意识、治疗情况、心理状态及合作程度。

(2)解释:向患者及其家属解释测量血压的目的、方法、注意事项及配合要点。

2. 患者准备

(1)了解测量血压的目的、方法、注意事项及配合要点。

(2)体位舒适,情绪稳定。

(3)测量前若有吸烟、运动、情绪变化等,则应休息 30 min 后再测量。

3. 环境准备

室温适宜、光线充足、环境安静。

4. 自身准备

保持衣帽整洁,洗手,戴口罩。

5.用物准备

治疗盘内备血压计、听诊器、记录本(体温单)、笔。

【操作步骤】

血压(肱动脉)测量的操作步骤见表2-3。

表2-3 血压(肱动脉)测量的操作步骤

步骤	要点	注意事项
核对	携用物至患者床旁,核对患者的床号、姓名、腕带	●确认患者
测量肱动脉血压	1.体位:手臂位置(肱动脉)与心脏处于同一水平。取坐位时,手臂平对第四肋;取仰卧位时,手臂平腋中线	●若肱动脉高于心脏水平,则测量的血压值会偏低;若肱动脉低于心脏水平,则测得的血压值会偏高
	2.手臂:卷袖、露臂、手掌向上、肘部伸直	●必要时脱袖,以免衣袖过紧影响血流,进而影响血压测量的准确性
	3.血压计:打开,垂直放妥,开启水银槽开关	●避免倾倒
	4.缠绕袖带:驱尽袖带内的空气,将其平整地置于上臂中部,下缘距肘窝2~3 cm,松紧以能插入一指为宜	●若袖带缠绕得太松,则充气后呈气球状,有效面积变小,可使血压测量值偏高;若袖带缠得太紧,则未注气已受压,可使血压测量值偏低
	5.充气:触摸肱动脉搏动,将听诊器胸件置于肱动脉搏动最明显处,一手固定,另一手握加压气球,关气门。充气至肱动脉搏动消失,再升高20~30 mmHg	●避免将听诊器胸件塞在袖带下,以免因局部受压大而在听诊时出现干扰声。 ●肱动脉搏动消失表示袖带内压力大于心脏收缩压,使得血流被阻断。 ●充气不可过猛、过快,以免导致水银溢出和患者不适。 ●充气不足或充气过度都会影响测量结果
	6.放气:缓慢放气,速度以水银柱下降4 mmHg/s为宜,注意水银柱刻度和肱动脉声音的变化	●若放气太慢,则可使静脉充血,舒张压值偏高;若放气太快,则可能未注意到听诊间隔,需要猜测血压值
	7.判断:当听诊器出现第一声搏动音时水银柱所指的刻度,即为收缩压;当搏动音突然变弱或消失时水银柱所指的刻度,即为舒张压	●眼睛视线应与水银柱弯月面保持在同一水平。若视线低于水银柱弯月面,则读数偏高;反之,读数偏低 ●第一声搏动音出现表示袖带内压力降至与心脏收缩压相等,血流能通过受阻的肱动脉 ●世界卫生组织(WHO)规定,成人应以动脉搏动音消失时的血压值作为判断舒张压的标准

【注意事项】

(1)定期检测、校对血压计。测量前检查血压计:确认玻璃管无裂损,刻度清晰,加压气球和胶管无老化、不漏气,袖带宽窄合适,水银充足,水银柱无断裂;测量前检查听诊器,确认橡胶管无老化、衔接紧密,听诊器传导正常。

(2)对需持续观察血压者,应做到"四定",即定时间、定部位、定体位、定血压计,这样有助于提高测量的准确性和对照的可比性。

(3)若发现血压听不清或异常,则应重测。重测时,应待水银柱降至"0"点片刻后再测量。必要时,可做双侧对照。

(4)注意避免由测压装置(血压计、听诊器)、测量者、受检者、测量环境等因素引起血压测量误差,以保证测量血压的准确性。

(5)对血压测量的要求[《中国高血压分类标准》(2021 版)]:应相隔 1~2 min 重复测量,取 2 次读数的平均值。如果收缩压或舒张压的 2 次读数相差 5 mmHg 以上,则应再次测量,取 3 次读数的平均值。首诊时要测量两上臂血压,以后通常测量较高读数一侧的上臂血压。

三、考核评价标准

血压测量的考核评价标准见表 2-4。

表 2-4 血压测量的考核评价标准

项目		项目总分	要求	分值	得分	备注
素质要求		5	●衣帽整洁、仪表大方、举止端庄。 ●语言柔和恰当、态度和蔼可亲	3 2		
评估		4	●评估病情、影响测量的因素、心理状况、合作程度等并核对	4		
操作前准备	患者准备	2	●核对、解释	2		
	环境准备	2	●环境整洁、宽敞、明亮	2		
	用物准备	4	●用物齐全。 ●检查血压计、听诊器	2 2		
	护士准备	4	●洗手、戴口罩	4		

续表

项目		项目总分	要求	分值	得分	备注
操作过程	患者准备	10	●再次核对患者。	3		
			●体位合适(坐位或卧位)。	3		
			●测量部位准确	4		
	测量血压	42	●打开血压计。	4		
			●缠袖带位置、方法正确,袖带松紧适宜。	8		
			●听诊器放置位置准确。	5		
			●打气速度均匀平稳。	5		
			●放气速度均匀平稳。	5		
			●一次听清血压数值,误差小于 4 mmHg	15		
	整理、记录	9	●取下袖带。	2		
			●整理血压计。	4		
			●记录所测血压数值,方法正确	3		
操作后处理		11	●整理患者衣袖,协助取舒适卧位。	3		
			●整理床单位。	2		
			●用物处理符合要求。	2		
			●洗手、记录方法正确	4		
评价		7	●动作轻巧、稳重、安全。	2		
			●关心患者、治疗性沟通有效。	2		
			●测量数值准确。	1		
			●操作时间 <5 min	2		
关键缺陷		—	●不关心患者、有沟通障碍、测量部位及数值不准确、误差在 10 mmHg 以上为不及格	—		
总分		100	—	—	阅卷:	

 达标测试

一、选择题

1.腋温的正常范围是( )

A. 35.0 ~ 36.0 ℃   B. 35.5 ~ 36.6 ℃   C. 35.3 ~ 36.7 ℃

D. 36.0 ~ 37.0 ℃   E. 36.5 ~ 37.7 ℃

2. 若有影响体温、脉搏、呼吸的因素,则应休息一段时间再行测量,这段时间是( )

A. 15 min B. 20 min C. 30 min

D. 40 min E. 50 min

3. 测量脉搏首选的动脉是( )

A. 足背动脉 B. 桡动脉 C. 股动脉

D. 颈动脉 E. 以上均不是

4. 脉搏每分钟的正常值是( )

A. 30 ~ 40 次 B. 50 ~ 60 次 C. 60 ~ 100 次

D. 70 ~ 90 次 E. 100 ~ 120 次

5. 呼吸频率每分钟的正常值是( )

A. 10 ~ 20 次 B. 16 ~ 20 次 C. 20 ~ 30 次

D. 12 ~ 14 次 E. 16 ~ 26 次

6. 血压中收缩压的正常范围是( )

A. 90 ~ 120 mmHg B. 90 ~ 139 mmHg C. 90 ~ 110 mmHg

D. 89 ~ 120 mmHg E. 90 ~ 150 mmHg

7. 若有影响血压测量的因素,则应休息一段时间再行测量,这段时间是( )

A. 45 min B. 20 min C. 30 min

D. 40 min E. 50 min

8. 测量血压首选的动脉是( )

A. 足背动脉 B. 桡动脉 C. 股动脉

D. 颈动脉 E. 肱动脉

二、填空题

1. 生命体征是_____、_____、_____及_____的总称。

2. 测量口温时,应将口表水银端斜放于_____,时间为_____min。

3. 测量腋温时,应将腋表水银端放于_____,屈臂过胸,时间为_____min。

4. 测量肛温时,应将肛表水银端轻轻插入肛门_____cm,时间为_____min。

5. 正常脉搏测量_____s,异常脉搏测量_____min。

6. 测量脉搏短绌时,应由_____名护士测量,计数_____min。

7. 正常成人安静状态下的呼吸频率为_____次/分。呼吸/脉搏为_____。

8. 关闭气门,均匀充气至肱动脉搏动音消失再升高_____mmHg,缓慢放气,每秒钟_____mmHg。

9.听到第一声搏动音时水银柱所指的刻度为_____,当搏动音突然减弱或消失时水银柱所指的刻度为_____。

10.密切观察血压时,应做到"四定",即定_____、定_____、定_____、定_____。

11.若袖带过宽,则测得的血压值偏_____;若袖带过窄,则测得的血压值偏_____。若袖带过紧,则测得的血压值偏_____;若袖带过松,则测得的血压值偏_____。

12.当因未听清血压值而重测时,应将袖带内的空气驱尽,使水银柱降至_____点,稍待片刻后再测量,一般连续测_____次,取其_____。

第二节 吸氧术

一、吸氧术的相关理论知识

(一)概念

氧气疗法指通过给氧,提高动脉血氧分压(PaO_2)和动脉血氧饱和度(SaO_2),增加动脉血氧含量(CaO_2),纠正各种原因造成的缺氧状态,促进组织的新陈代谢,维持机体生命活动的一种治疗方法。

(二)缺氧程度的判断

1.轻度低氧血症

$PaO_2 > 6.67$ kPa(50 mmHg),$SaO_2 > 80\%$,无发绀,一般不需要氧疗。如有呼吸困难,则可给予低流量、低浓度(氧流量1~2 L/min)吸氧。

2.中度低氧血症

PaO_2 为 4~6.67 kPa(30~50 mmHg),SaO_2 为 60%~80%,有发绀、呼吸困难,需进行氧疗。

3.重度低氧血症

$PaO_2 < 4$ kPa(30 mmHg)、显著发绀、呼吸极度困难、出现"三凹征"是氧疗的绝对适应证。

二、吸氧术的基本操作

【情境案例】

姜先生,69 岁,因受凉出现咳嗽、咳痰伴气喘而入院治疗,既往有慢性支气管炎病史 15 年,平车推入病房,神志清楚,精神萎靡,咳嗽,咳白色黏痰,能自行咳出,体温 37.2 ℃,脉搏 80 次/分,血压 145/90 mmHg,血气分析示 PaO_2 56 mmHg,动脉血二氧化碳分压 ($PaCO_2$)38 mmHg。

【操作目的】

(1)纠正各种原因造成的缺氧状态,提高 PaO_2 和 SaO_2,增加 CaO_2。

(2)促进组织的新陈代谢,维持机体的生命活动。

【操作前准备】

1.评估患者并解释

(1)评估:患者的年龄、病情、意识、治疗情况、心理状态及合作程度。

(2)解释:向患者及其家属解释吸氧术的目的、方法、注意事项及配合要点。

2.患者准备

(1)了解吸氧术的目的、方法、注意事项及配合要点。

(2)体位舒适、情绪稳定、愿意配合。

3.环境准备

室温适宜、光线充足、环境安静、远离火源。

4.自身准备

保持衣帽整洁,修剪指甲,洗手,戴口罩。

5.用物准备

(1)治疗盘内备:小药杯(内盛冷开水)、纱布、弯盘、鼻氧管、棉签、扳手。

(2)治疗盘外备:管道、氧气装置或氧气筒及氧气压力表装置、用氧记录单、笔、标志。

【操作步骤】

吸氧术的操作步骤见表 2－5。

表 2－5 吸氧术的操作步骤

步骤	要点	注意事项
1.核对	携用物至患者床旁,核对患者的床号、姓名、腕带	●确认患者
2.清洁检查	用湿棉签清洁双侧鼻腔并检查	●检查鼻腔有无分泌物堵塞及异物

步骤	要点	注意事项
3.连接	将鼻导管与湿化瓶的出口相连接	—
4.调节氧流量	—	●根据病情遵医嘱调节氧流量
5.湿润鼻导管	—	●将鼻导管前端放入盛放冷开水的小药杯中湿润,并检查鼻导管是否通畅
6.插管	将鼻导管插入患者鼻孔1 cm	●动作轻柔,以免造成黏膜损伤
7.固定	将导管环绕患者耳部向下放置并调节松紧度	●松紧适宜,防止因导管太紧而导致皮肤受损
8.记录	记录给氧时间、氧流量及患者反应	●便于对照
9.观察	观察缺氧症状、实验室指标,确认氧气装置无漏气并通畅	●若有异常,及时处理
10.停止给氧	先取下鼻导管	●防止因操作不当造成组织损伤
11.安置体位	患者体位舒适	●整理床单位
12.卸表	关闭总开关,放出余气,关闭流量开关,卸表	—
13.用物处理	—	●对一次性用物消毒后集中处理。 ●在氧气筒上悬挂"满"或"空"的标志
14.记录(表2-6)	—	●记录停止用氧时间及效果

表2-6　用氧记录单

科室:_____　　床号:_____　　姓名:_____

日期	用氧时间	氧流量	执行人	停氧时间	执行人

【注意事项】

（1）用氧前,检查氧气装置有无漏气、是否通畅。

（2）严格遵守操作规程,注意用氧安全,切实做好"四防",即防震、防火、防热、防油。搬运氧气筒时要避免倾倒撞击。应将氧气筒放于阴凉处,周围严禁烟火及易燃品,距明火至少5 m,距暖气至少1 m,以防引起燃烧。勿在氧气表上及螺旋口处上油,勿用带油的手装卸。

（3）使用氧气筒时,应在调节流量后再用。停用氧气筒时,应先拔出导管,再关闭氧气开关。若中途需改变流量,则应先分离鼻导管与湿化瓶的连接处,调节好流量后再将其接上,以免一旦开关出错,大量氧气进入呼吸道而损伤肺部组织。

（4）对急性肺水肿患者,常用20%～30%乙醇湿化吸氧,这是因为20%～30%乙醇具有降低肺泡内泡沫的表面张力,使肺泡内的泡沫破裂、消散,从而改善肺部气体交换、减轻缺氧症状的作用。

（5）勿将氧气筒内的氧气用尽,压力表至少要保留0.5 MPa（5 kg/cm^2）,以免灰尘进入氧气筒内,再充气时引起爆炸。

（6）对未用或已用尽的氧气筒,应分别悬挂"满"或"空"的标志,既便于及时调换,也便于急用时搬运,提高抢救速度。

（7）用氧过程中应加强监测。

三、考核评价标准

吸氧术技能考核评价标准见表2－7。

表2－7 吸氧术技能考核评价标准

项目	项目总分	要求	分值	得分	备注
素质要求	5	●衣帽整洁、仪表大方、举止端庄。	3		
		●语言规范礼貌、态度和蔼可亲	2		
评估、核对	10	●评估病情、意识、心理状态及合作程度。	3		
		●评估缺氧原因、程度及主要临床表现（口述）。	2		
		●评估呼吸道通畅情况、鼻黏膜情况。	2		
		●核对患者,向其解释评估目的,取得配合	3		

项目		项目总分	要求	分值	得分	备注
操作前准备	患者准备	4	●核对患者,向其解释操作目的。 ●安置体位正确、舒适	2 2		
	环境准备	4	●病室整洁、安静、安全、无明火、无热源、贴有安全用氧标志(口述)	4		
	用物准备	4	●将用物按规定准备齐全。 ●用物放置合理、美观	2 2		
	护士准备	4	●洗手,戴口罩	4		
操作过程	吸氧	35	●携用物至床前,核对患者的床号、姓名,向其解释并取得配合(口述)。 ●用湿棉签清洁双侧鼻腔。 ●检查并关闭流量表开关。 ●检查并安装湿化瓶(湿化瓶内液量合适,占1/3~1/2)。 ●安装流量表,开流量表开关(测试流量表),关流量表。 ●检查,取出吸氧管并连接。 ●打开流量表开关,调节流量(口述实际调节的流量)。 ●湿润鼻导管前端,检查鼻导管是否通畅。 ●将鼻导管轻轻插入患者鼻腔。 ●固定鼻导管。 ●观察吸氧情况并告知相关注意事项(口述)。 ●用七步洗手法洗手。 ●记录用氧时间和流量	2 2 2 3 4 2 5 3 2 2 4 2 2		
	停止用氧	12	●患者缺氧状况改善的指征(口述)。 ●将鼻导管取下并分离后放入医疗垃圾桶。 ●关闭流量表开关。 ●卸下流量表湿化瓶,按规定处理	4 4 2 2		
操作后处理		12	●体位舒适,整理床单位。 ●对用物处理方法正确。 ●洗手、核对、记录。 ●观察缺氧改善情况,进行健康教育	2 2 4 4		

续表

项目	项目总分	要求	分值	得分	备注
评价	10	●操作动作轻稳、准确、规范、熟练。 ●吸氧效果好,保持患者安全、舒适。 ●治疗性沟通有效,关爱患者。 ●操作时间 < 5 min	4 2 2 2		
关键缺陷	—	●无效吸氧、损伤患者呼吸道、不关爱患者、不沟通、不解释为不及格	—		
总分	100	—	—		阅卷:

达标测试

选择题

1. 氧气筒的减压器可将来自氧气筒内的压力降低至(　　)

A. 0.1~0.2 MPa　　　　B. 0.2~0.3 MPa　　　　C. 0.3~0.4 MPa

D. 0.4~0.5 MPa　　　　E. 0.5~0.6 MPa

2. 患者,女,74 岁,输液过程中发生肺水肿,在其吸氧时需用 20%~30% 乙醇湿化,其目的是(　　)

A. 降低肺泡表面张力　　　B. 消毒吸入的氧气　　　C. 使患者呼吸道湿润

D. 使痰液湿薄、易咳出　　　E. 降低肺泡内泡沫的表面张力

3. 若吸氧流量为 3 L/min,则氧浓度为(　　)

A. 29%　　　　　　　　B. 33%　　　　　　　　C. 37%

D. 41%　　　　　　　　E. 45%

4. 轻度低氧血症的 PaO_2 是(　　)

A. 小于 3.67 kPa　　　　B. 3.67~4.67 kPa　　　　C. 4.68~5.67 kPa

D. 5.68~6.67 kPa　　　　E. 大于 6.67 kPa

5. 在吸氧过程中,可引起氧疗副作用的情况是(　　)

A. 氧浓度高于 40%,吸氧时间超过 4 h

B. 氧浓度高于 50%,吸氧时间超过 6 h

C. 氧浓度高于 55%,吸氧时间超过 24 h

D. 氧浓度高于 60%,吸氧时间超过 12 h

E. 氧浓度高于60%，吸氧时间超过24 h

6. 对缺氧与二氧化碳潴留并存的患者来说，最好的吸氧方法是(　　)

A. 间断吸氧 　　　　　　　　　　　　　　　　B. 加压吸氧

C. 低流量、低浓度持续吸氧 　　　　　　　　　D. 高浓度吸氧

E. 乙醇湿化后吸氧

7. 下列给氧的操作正确的是(　　)

A. 在氧气筒螺旋口涂少许液体石蜡，以防止其生锈

B. 给氧时间与氧疗效果成正比

C. 先开总开关，再开流量表开关

D. 吸氧时先插鼻导管，再调节流量

E. 对持续给氧的患者，应每周更换导管

8. 鼻导管吸氧插导管前用来润滑鼻导管的液体是(　　)

A. 液体石蜡 　　　　　　B. 凡士林油 　　　　　　C. 20%肥皂水

D. 冷开水 　　　　　　　E. 50%乙醇

9. 患者，男，59岁，因患支气管炎后呼吸困难而入院，遵医嘱给予鼻导管吸氧，对其停用氧时应首先(　　)

A. 关闭氧气流量表 　　　B. 关闭氧气筒总开关 　　C. 取下湿化瓶

D. 拔出鼻导管 　　　　　E. 记录停氧时间

10. 患者，男，67岁，持续吸氧2 d，私自调节氧流量至10 L/min。下列提示该患者可能出现氧中毒的表现是(　　)

A. 轻度发绀 　　　　　　B. 显著发绀 　　　　　　C. "三凹征"明显

D. 干咳、胸痛 　　　　　E. $PaCO_2 > 12.0$ kPa

第三节　吸痰术

一、吸痰术的相关理论知识

(一)概念

吸痰术是利用负压吸引的原理，经口、鼻或人工气道吸出分泌物，保持呼吸道通畅的

一种方法。

（二）吸痰术的操作原则

（1）每次吸痰时间不超过 15 s。

（2）电动吸引器负压调试适中。

（3）吸痰动作轻柔而迅速，左右旋转，向上提拉，吸引彻底。

二、吸痰术的基本操作

【情境案例】

孟先生，55 岁，以咳嗽、咳痰、喘憋 1 周入住医院内科病房。查体：神志清楚，体温 37.8 ℃，脉搏 100 次/分，呼吸 37 次/分，血压 110/70 mmHg，唇及四肢末梢发绀，双肺可闻及痰鸣音及湿啰音，咳痰无力，被诊断为支气管肺炎。请根据他的情况给予正确的护理措施。

【操作目的】

（1）清除患者呼吸道内的分泌物，保持呼吸道通畅。

（2）防止发生窒息和吸入性肺炎等并发症；改善肺通气，促进呼吸功能恢复。

（3）留取痰标本并做实验。

【操作前准备】

1. 评估患者并解释

（1）核对患者的床头卡、腕带，评估患者的病情、意识、缺氧情况，以及呼吸道是否通畅。

（2）为患者听诊双肺，协助患者取侧卧位或坐位并拍背。

（3）检查口、鼻腔黏膜有无破损，向患者解释吸痰的目的并取得配合。

（4）观察患者的痰液性状。

（5）询问患者的进食情况。

（6）评估环境是否安全。

2. 患者准备

无进食进饮，无其他活动。

3. 环境准备

光线充足，空气流通，温、湿度适宜。

4. 自身准备

保持衣帽整洁，洗手，戴口罩。

5.用物准备

(1)电动吸引器。

(2)治疗盘内放治疗巾、纱布2块、治疗碗2个(内盛生理盐水,一个为冲洗专用,另一个为吸痰专用)。治疗盘外放洗手液、手电筒、听诊器、PE手套、无菌吸痰管,必要时备压舌板、舌钳、开口器。另外,需要准备医疗垃圾桶、生活垃圾桶。用物准备齐全且在有效期内,符合无菌操作要求(图2-1)。

【操作步骤】

吸痰术的操作步骤见表2-8。

表2-8 吸痰术的操作步骤

步骤	要点	注意事项
1.评估	核对患者的床头卡、腕带。评估患者的意识、合作程度、缺氧情况,以及呼吸道是否通畅。为患者听诊双肺,协助其取侧卧位或坐位并拍背。观察口腔、鼻腔的黏膜情况,以及痰液性状	●建立信任关系,消除患者的紧张情绪
2.核对、解释	携用物至床旁,核对患者的床号、姓名、腕带,做好解释并取得配合(图2-2)	—
3.开机	接通电源,打开开关,调节负压(图2-3)	●成人的负压值为40.0~53.3 kPa(300~400 mmHg),儿童的负压值<40.0 kPa(300 mmHg)
4.做好患者准备	患者去枕仰卧,头偏向操作者。嘱患者张口(对昏迷者,用开口器打开口腔,取下活动义齿;对舌后坠者,用舌钳将舌拉出),铺治疗巾(图2-4)	●体位安置正确,气道打开充分
5.吸痰前检查仪器	吸连接管,判断是否通畅,将无菌生理盐水倒入治疗碗内,检查并连接吸痰管,吸等渗生理盐水湿润吸痰管,检查吸力,试吸通畅(图2-5)	●保证吸痰管通畅、压力适中
6.抽吸痰液	①一手将吸痰管末端折叠,以免负压损伤黏膜;另一手用无菌镊子夹持吸痰管并插入口咽部,放松折叠处,吸净口咽部的分泌物(冲管、扔管)(图2-6)。②更换吸痰管(试吸),在患者吸气时顺势将吸痰管插至气道内约15 cm处,吸出气道内的分泌物(冲管、扔管)	●动作轻柔,从深部向上提拉,左右旋转,由浅入深。一个部位使用一根吸痰管,每次吸痰时间不超过15 s。如需再次吸引,则应间隔3~5 min,以免出现缺氧情况。吸痰时动作要轻柔,以免损伤黏膜

续表

步骤	要点	注意事项
7. 操作结束后处理	关闭吸引器开关及电源开关,取下吸痰管,将吸痰管连接管的前端用无菌纱布包裹或插入盛有消毒液的试管中浸泡	●彻底冲洗吸痰管
8. 整理	①用纱布擦净患者口、鼻及面部,必要时做口腔护理(图2-7);②整理用物、床单位,安置患者于舒适卧位	●观察是否有呼吸道黏膜受损的情况
9. 终末处理	洗手,记录吸痰时间、痰液性状、痰液量及患者的呼吸情况(图2-8)	●记录详细、认真

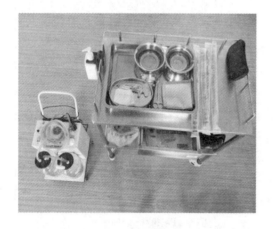

图2-1　准备用物

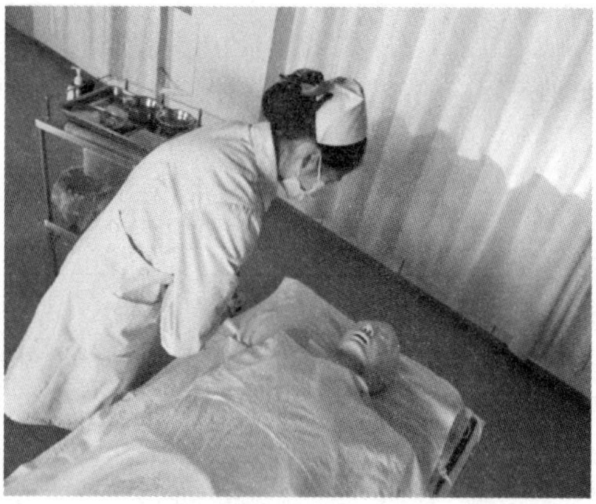

图2-2　核对、解释

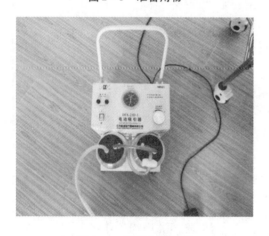

图2-3　进行负压调节

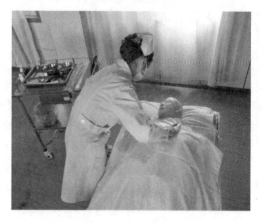

图2-4　安置体位

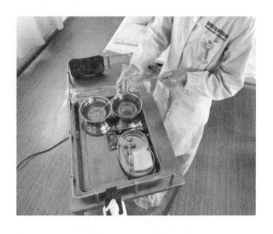

图2-5 试吸导管

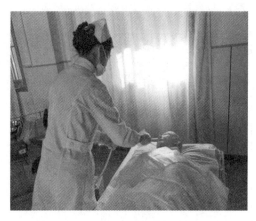

图2-6 抽吸痰液

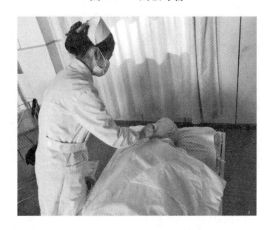

图2-7 擦拭口、鼻及面部

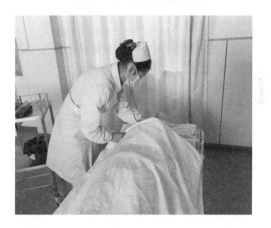

图2-8 检查呼吸

【注意事项】

(1)程序正确,操作规范,动作熟练,关爱患者。

(2)呼吸道痰液被及时吸出,气道通畅,呼吸功能改善。

(3)呼吸道黏膜未发生损伤。

三、考核评价标准

吸痰术技能考核评价标准见表2-9。

表2-9 吸痰术技能考核评价标准

项目	项目总分	要求	分值	得分	备注
素质要求	5	●衣帽整洁、仪表大方、举止端庄。 ●语言柔和恰当、态度端正认真	3 2		

续表

项目		项目总分	要求	分值	得分	备注
操作前准备	环境准备	3	●环境准备叙述无误,环境整洁、安静、安全	3		
	物品准备	4	●用物齐备、摆放符合操作要求	4		
	护士准备	4	●洗手,戴口罩	4		
操作过程	开机	5	●接通电源,打开开关,调节负压	5		
	吸痰前患者准备	10	●患者去枕仰卧,头偏向操作者。	3		
			●嘱患者张口(对昏迷患者,用开口器打开口腔,取下活动义齿;对舌后坠者,用舌钳将舌拉出),铺治疗巾	7		
	吸痰前检查仪器	15	●检查连接管是否通畅,将无菌生理盐水倒入治疗碗内。	5		
			●检查并连接吸痰管,用等渗生理盐水湿润吸痰管。	5		
			●检查吸力,试吸通畅	5		
	抽吸痰液	20	●一手将吸痰管末端折叠起来,以免负压损伤黏膜;另一手用无菌镊子夹持吸痰管并插入口咽部。	8		
			●放松折叠处,吸净口咽部的分泌物(冲管、扔管)。	4		
			●更换吸痰管(试吸),在患者吸气时顺势将吸痰管插至气道内约15 cm处,吸出气道内的分泌物(冲管、扔管)	8		
操作后	操作结束后处理	5	●关闭吸引器开关及电源开关,取下吸痰管,将吸痰管连接管的前端用无菌纱布包裹或插入盛有消毒液的试管中浸泡	5		
	整理、记录	14	●用纱布擦净患者的口、鼻及面部,必要时做口腔护理。	7		
			●整理用物、床单位,安置患者于舒适卧位	7		
		7	●洗手,记录吸痰时间、痰液性状、痰液量及患者的呼吸情况	7		

续表

项目	项目总分	要求	分值	得分	备注
评价	8	●操作规范、熟练,痰液被吸出,患者通气功能改善。 ●体现人文关怀,呼吸道未发生机械性损伤	4 4		
关键缺陷	—	●无菌观念差、操作过程中动作粗鲁为不及格	—		
总分	100	—	—	阅卷:	

🔺 达标测试

选择题

1. 进行吸痰术操作时给患者安置的体位为(　　)

A. 仰卧屈膝位　　　　　　B. 去枕仰卧位　　　　　　C. 侧卧位

D. 俯卧位　　　　　　　　E. 坐位

2. 吸痰时,每次吸痰的时间不得超过(　　)

A. 5 s　　　　　　　　　　B. 10 s　　　　　　　　　C. 15 s

D. 20 s　　　　　　　　　　E. 25 s

3. 吸痰时,每次吸引成人的负压为(　　)

A. 45.0 ~ 53.3 kPa　　　　B. 40.0 ~ 53.3 kPa　　　C. 40.0 ~ 50.3 kPa

D. 37.0 ~ 53.3 kPa　　　　E. 40.0 ~ 60.3 kPa

4. 为气管插管患者吸痰时,可选择的吸痰管的外径为气管插管内径的(　　)

A. 小于 1/2　　　　　　　B. 小于 2/3　　　　　　　C. 大于 1/2

D. 大于 2/3　　　　　　　E. 等于 1/2

5. 为气管插管患者吸痰时,吸痰管插入长度应超过气管插管(　　)

A. 1 ~ 3 cm　　　　　　　B. 1 ~ 2 cm　　　　　　　C. 2 ~ 3 cm

D. 2 ~ 4 cm　　　　　　　E. 4 ~ 5 cm

6. 成人吸痰管选择的型号是(　　)

A. 6 ~ 8 号　　　　　　　B. 10 ~ 12 号　　　　　　C. 12 ~ 14 号

D. 14 ~ 16 号　　　　　　E. 18 号

7. 如患者需要再次吸痰,则应暂停(　　)

A. 1 ~ 2 min　　　　　　　B. 2 ~ 3 min　　　　　　　C. 3 ~ 4 min

D. 3 ~ 5 min　　　　　　　E. 10 min

8. 电动吸引器吸痰的原理为(　　)

A. 正压作用　　　　　　　B. 负压作用　　　　　　　C. 空吸作用

D. 静压作用　　　　　　　E. 虹吸作用

9. 下列不属于患者发生重度低氧血症时的临床表现的是(　　)

A. 头痛　　　　　　　　　B. 恶心、呕吐　　　　　　　C. 反应迟钝

D. 全身发热　　　　　　　E. 局部反应

10. 吸痰前无须评估、观察的内容是(　　)

A. 患者痰液的量　　　　　　　　　　　B. 给氧方式及氧流量

C. 呼吸道分泌物排出能力、合作能力　　　D. 环境安静、光线适宜

E. 患者痰液的黏稠度

第四节　动、静脉穿刺术

项目一　动脉穿刺术

一、动脉穿刺术的相关理论知识

1. 采血部位

通常选桡动脉、肱动脉、股动脉、足背动脉,对婴幼儿也可以选择头皮动脉。桡动脉较为理想,但痛觉较敏感,对循环衰竭的患者不易成功;股动脉粗大,对循环衰竭的患者及儿童都比较适合。

2. 进针角度

在桡动脉进针时,针与皮肤呈 30° ~ 40°;在股动脉进针时,针与皮肤呈 90°;在肱动脉进针时,针与皮肤呈 40° ~ 60°;在足背动脉进针时,针与皮肤呈 15° ~ 20°。

3. 适应证

(1)对严重休克需急救的患者,若经静脉快速输血后情况未见改善,则须经动脉输血,以提高冠状动脉灌注量及增加有效血容量。

（2）对麻醉患者、处于手术期的患者及危重患者持续监测动脉血压。

（3）施行特殊检查或治疗，如血气分析，进行选择性血管造影和治疗，置入心导管，进行血液透析治疗等。

4. 禁忌证

（1）慢性严重心脏疾病、肺脏疾病、肾脏疾病或晚期肿瘤。

（2）周围皮肤炎症或动脉痉挛及血栓形成。

（3）有出血倾向者。

二、动脉穿刺术的基本操作

【情境案例】

王先生，72 岁，间断咳嗽、咳痰 10 年，活动后气短 2 年，呼吸困难加重 1 d。10 年前开始，多于春季出现咳嗽、咳痰，痰多为白色黏痰，有时可出现发热、咳黄脓痰。一般经门诊口服头孢菌素类抗生素及止咳化痰中成药后症状可逐步好转。每年持续 1 个多月。3 年前开始逐渐出现活动后气短。1 个月前，胸部 X 线片示双下肺纹理增粗、紊乱，肺功能检查示中度阻塞性通气功能障碍。口服茶碱缓释片后症状改善。1 d 前无明显诱因出现呼吸困难加重，伴左侧胸部不适，无咳嗽、咳痰、咯血、发热。既往体健，否认有高血压病、心脏病病史。吸烟 30 余年，20 支/日。为明确诊断，需对他进行胸部 CT、心电图、超声心动图检查，现请做好动脉（桡动脉）穿刺准备。

【操作目的】

明确患者是否出现低氧血症、高碳酸血症和呼吸性酸中毒。

【操作前准备】

1. 评估患者并解释

（1）评估患者的病情。

（2）向患者解释，取得清醒患者的配合。如果有需要，则可先行局部备皮。

2. 患者准备

协助患者取仰卧位。使穿刺侧下肢取外展外旋位。

3. 环境准备

环境温、湿度适宜，宽敞明亮。

4. 自身准备

保持衣帽整洁，戴帽子、口罩，洗手，戴无菌手套。

5. 用物准备

手消毒液、碘伏、棉签、小垫枕、无菌洞巾、医用纱布、无菌手套、采血器具(含肝素或抗凝剂的自动式、塑料、一次性专用动脉采血器具)、锐器盒等。

【操作步骤】

动脉穿刺术的操作步骤见表 2 - 10。

表 2 - 10　动脉穿刺术的操作步骤

步骤		要点	注意事项
穿刺前准备	1. 做好患者准备	协助患者取仰卧位,将其左上肢外展于托手架上。操作者位于穿刺侧。将患者手臂平伸外展 20° ~ 30°,手掌朝上	●将小垫枕放置在患者腕部,使腕关节抬高 5 ~ 8 cm,使腕关节处于过伸状态
	2. 进行艾伦试验	艾伦试验阴性,说明尺动脉侧支循环好,是桡动脉穿刺的适应证	●操作者用双手同时压迫患者的尺动脉和桡动脉后,嘱患者做交替握拳和放松动作 5 ~ 7 次,使全手掌部变苍白。操作者松开对患者尺动脉的压迫,观察其手掌颜色变化。若 10 s 内手掌颜色变正常,则为艾伦试验阴性,说明尺动脉侧支循环好,是桡动脉穿刺的适应证;若 15 s 后手掌仍未转红,则为艾伦试验阳性,说明尺动脉侧支循环差,不能做桡动脉穿刺和插管
	3. 选择穿刺点	一般选择在桡骨茎突近端 1 cm 处,桡侧腕曲肌肌腱和桡骨头之间(图 2 - 9)	●因为该部位桡动脉的走行较直且相对表浅,所以分支相对较少且穿刺容易成功,误入分支血管的概率较小
	4. 定位穿刺点	桡动脉	●用食指触摸,建议将食指竖起来,指甲不能过长,这样会减少接触面积,同时上下移动感受搏动最明显处的位置,这样定位范围更小、更准确
消毒和铺巾	1. 消毒	常规消毒穿刺点及附近皮肤(以动脉搏动最强点为圆心,直径大于 5 cm),消毒 2 或 3 遍,同时消毒操作者一手食指前端	●消毒过程中不要跨越无菌区域,不留空隙,第 2 次的消毒范围小于第 1 次的
	2. 铺巾	铺洞巾	●铺洞巾时尽量一次铺到位,以免拉扯、污染穿刺部位

续表

	步骤	要点	注意事项
穿刺	1. 穿刺针准备	先将动脉采血器的活塞推到底,然后再拉到预设位置(图2-10)	●根据具体血气分析仪样本需要量决定
	2. 选择进针角度	一般与皮肤呈30°~40°	●操作者左手的食指、中指、无名指自穿刺部位由远至近依次轻放于患者桡动脉搏动最强处,指示患者桡动脉的走行方向,食指所指部位即为穿刺的"靶点",穿刺点在桡骨茎突近端0.5 cm(即第二腕横纹)处
	3. 选择进针方向	朝着动脉走行向心脏方向穿刺	●对皮肤松弛、动脉易滑动的患者,要用食指按压住搏动的动脉;对有些体型偏瘦、血压高的患者,用肉眼便能观察到桡动脉搏动,只需触摸近心端搏动点,远近两点一线即为穿刺方向,穿刺多易成功
	4. 采血	见鲜红血液自动流入注射器内后进行采血	●见回血时可固定采血器,抽取需要量的动脉血
穿刺术后处理	1. 拔针	拔针后立即用橡胶塞或血气针帽封闭针头的斜面,防止空气进入	●若需频繁抽动脉血、换血、监测动脉有创血压,则可用留置套管针穿刺,用含肝素0.5~1 U/mL的生理盐水按1 mL/h的速度滴注,以保持管道通畅
	2. 按压	压迫穿刺部位5~10 min	●对有凝血功能障碍者,需延长按压时间,必要时进行加压包扎
	3. 将标本送检	封闭样本、再次核对医嘱、患者身份、标本及条形码信息	●拔针后第一时间单手完成动脉采血器安全防护操作,将封闭后的利器部分单手弃至锐器盒中。第一时间轻柔完成抗凝动作(180°来回颠倒5次,揉搓5 s)并封闭血标本。 ●动脉血标本放置的时间最长不能超过30 min
	4. 交代术后注意事项	—	●观察患者有无不良反应,监测生命体征,术后嘱患者静卧。 ●告知注意事项,避免穿刺点污染等
	5. 整理用物	—	●将用物摆放整齐,对垃圾进行分类处理

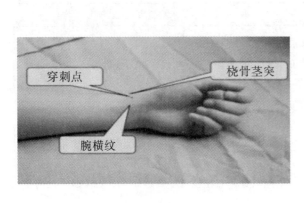

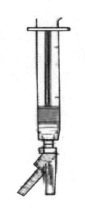

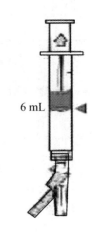

图 2-9　选择穿刺点　　　　　　　图 2-10　准备穿刺针

【注意事项】

(1)必须严格执行无菌操作,以防发生感染。

(2)进行动脉穿刺时,必须防止空气混入。取血后不可抽拉注射器,以免空气混入。若血标本内有气泡,则将针头向上竖直即可排出气泡。

(3)饮热水、洗澡、运动后需休息半小时再取血。

(4)对有特殊用药(如抗凝药物)者,应适当延长压迫止血时间,尽量避免进行股动脉穿刺。

(5)穿刺区皮肤如有破溃、感染、硬结、皮肤病等,则不能穿刺取血。

(6)应保证在侧支循环好的情况下穿刺桡动脉,否则应选择其他动脉。进行股动脉穿刺时,必须垂直进针,斜刺易穿入静脉或神经,在膀胱充盈时,若斜刺过深,则可造成出血、感染。

(7)标本采集成功后,一只手用棉签重压取血部位 5~10 min,另一只手迅速将针头刺入橡胶塞内,以隔绝空气,并充分揉搓血标本,使其与抗凝剂混合并立即送检。

(8)如不能立即将血标本送检,则可将之放入 0 ℃冰盒内保存,最长不超过 2 h,以免导致细胞代谢耗氧、PaO_2 下降、$PaCO_2$ 升高。

(9)拔针后注意观察局部情况,防止发生出血和血肿。

三、考核评价标准

动脉穿刺术技能考核评价标准见表 2-11。

表 2 - 11 动脉穿刺术技能考核评价标准

项目		项目总分	要求	分值	得分	备注
素质要求		5	●衣帽整洁、仪表大方、举止端庄。 ●语言柔和恰当、态度端正认真	3 2		
操作前准备	沟通	6	●核对患者的姓名、床号。 ●进行自我介绍,告知病情、穿刺目的、注意事项和可能出现的意外,消除患者的顾虑,取得配合。 ●评估患者的生命体征(血压、脉搏)、吸氧状况及穿刺部位的皮肤情况,排除禁忌证。 ●签署动脉穿刺术知情同意书	1 2 2 1		
	物品准备	5	●碘伏、小垫枕、无菌洞巾、医用纱布、棉球、无菌手套、采血器具(含肝素或抗凝剂的自动式、塑料、一次性专用动脉采血器具)、锐器盒等	5		
	术者准备	4	●操作者着装整洁,戴帽子、口罩,穿刺前洗手	4		
操作过程	选择体位	5	●协助患者取合适体位,暴露穿刺部位	5		
	选择穿刺点	10	●进行艾伦试验。 ●穿刺点选择正确	5 5		
	消毒	5	●用碘伏消毒皮肤,以穿刺点为中心,按照同心圆向外消毒	5		
	戴无菌手套	5	●打开手套包,取出手套,左手捏住手套反折处.右手对准手套5指插入戴好。将已戴手套的右手除拇指外的4指插入另一手套反折处,左手顺势戴好手套,动作熟练,无污染。	5		
	穿刺	15	●先将动脉采血器的活塞推到底,然后再拉到预设位置。 ●针尖与动脉呈30°~40°,迅速进针,刺入动脉。 ●朝着动脉走行方向向心脏方向穿刺,见鲜红血液自动流入注射器后进行采血	5 5 5		
	穿刺成功后处置	15	●拔针后立即用橡胶塞或血气针帽封闭针头斜面,防止空气进入。 ●压迫穿刺部位5~10 min。 ●封闭血标本,再次核对医嘱、患者身份、血标本及条形码信息	5 5 5		

项目		项目总分	要求	分值	得分	备注
操作后	穿刺后处置	5	●观察患者有无不良反应,监测生命体征。 ●术后嘱患者静卧。 ●告知注意事项,避免污染穿刺点等。 ●物品整理到位,医疗垃圾分类处理正确	2 1 1 1		
操作能力		10	●操作步骤及手法正确,无菌观念强,无污染。 ●操作过程中注意观察患者的反应并及时处理。 ●在规定时间内完成操作	4 4 2		
职业素质		10	●珍视生命,尊重与关爱患者,具有人道主义精神。 ●注重交流与沟通,取得患者配合,观察细致,操作认真	5 5		
关键缺陷		—	●无菌观念差、操作过程中造成严重污染为不及格	—		
总分		100	—	—	阅卷:	

▷ 达标测试

选择题

1. 桡动脉穿刺的角度为( )

A. 30°~40°   B. 90°   C. 40°~60°

D. 15°~20°   E. 70°~80°

2. 动脉穿刺的首选部位为( )

A. 桡动脉   B. 肱动脉   C. 股动脉

D. 足背动脉   E. 颈动脉

3. 下列有关动脉血气分析采血拔针后的叙述,正确的是( )

A. 立即套入一次性针帽,以隔绝空气

B. 不做处理,立即送检

C. 嘱患者垂直按压穿刺部位 10~15 min

D. 将血气针轻轻转动,使血液与肝素充分混匀,立即送检

E. 按压穿刺部位 20 min

4. 一般采集动脉血的标本量为(　　)

A. 1 mL B. 2 mL C. 3 mL

D. 4 mL E. 5 mL

5. 采集动脉血标本前如患者饮过热水,则为避免影响检查结果而再取血的时间为
(　　)

A. 10 min 后 B. 20 min 后 C. 30 min 后

D. 40 min 后 E. 50 min 后

6. 采集完动脉血拔针后,为隔绝空气,应立即将针尖斜面刺入(　　)

A. 玻璃瓶中 B. 橡皮塞中 C. 一次性针帽中

D. 液体中 E. 一次性试管中

7. 采集完动脉血拔针后,应垂直按压穿刺部位(　　)

A. 2 ~ 3 min B. 3 ~ 5 min C. 5 ~ 10 min

D. 10 ~ 15 min E. 20 ~ 25 min

8. 下列不会影响血气分析结果的是(　　)

A. 饮热水 B. 洗澡 C. 运动

D. 写字 E. 饱餐

9. 吸氧患者如病情允许,采血前应停氧(　　)

A. 5 ~ 10 min B. 10 ~ 15 min C. 15 ~ 30 min

D. 30 ~ 45 min E. 45 ~ 60 min

10. 下列关于动脉采血的描述,不正确的是(　　)

A. 采血前需了解患者的吸氧状况或呼吸机参数的设置情况

B. 对停氧困难者,送检时需在化验单上注明吸氧浓度

C. 当采集特殊感染患者的动脉血时,需戴手套

D. 对正在使用溶栓或抗凝药物治疗的患者,应尽量经股动脉穿刺

E. 采血后不做任何处理,立即送检

项目二　静脉穿刺术

一、静脉穿刺术的相关理论知识

1. 采血部位

(1)肘正中静脉:粗大、疼痛轻、不易造成溶血。

(2)头静脉:适用于婴幼儿。

(3)贵要静脉:靠近动脉和神经,只有当前两种情况不适合时才考虑。

(4)前臂内侧及手背静脉:适用于体胖或肘正中静脉不易找到的患者。

2. 进针角度

针尖与皮肤呈 $30° \sim 45°$。

3. 适应证

(1)需长期输液而外周静脉因硬化、塌陷致穿刺困难者。

(2)需行肠道外全静脉营养者。

(3)危重患者及采血困难患者急症处理。

(4)测定中心静脉压。

4. 禁忌证

有严重出血倾向者慎用。

二、静脉穿刺术的基本操作

【情境案例】

杨女士,35 岁,于 20 多天前在无明显诱因的情况下突然出现畏寒、寒战、发热,体温达 39 ℃左右。当日食柑橘 1 个,食后半小时即感腹部不适,数小时后开始腹泻,为稀水样便,不伴腹痛。其到附近医院就诊,医生给予头孢霉素及复方阿司匹林等,效果不明显,以后每日持续发热、腹泻,体温波动在 38 ~ 39 ℃,腹泻每日 5 或 6 次。为明确诊断,现需做好静脉穿刺的准备。

【操作目的】

明确患者是否出现水、电解质平衡紊乱,以及代谢性酸中毒、低钾血症等。

【操作前准备】

1. 评估患者并解释

(1)评估:患者的病情、采血的局部皮肤及血管情况。

（2）解释:向患者解释采血的目的,消除其不必要的疑虑和恐惧心理,取得其理解和配合。

2.患者准备

患者应按采血前的要求进行准备(空腹)。

3.环境准备

温、湿度适宜,宽敞明亮。

4.自身准备

保持衣帽整洁,戴帽子、口罩,洗手,戴无菌手套。

5.用物准备

碘伏、棉签、止血带、1 或 2 个采血针或按采血量选择合适的注射器、试管及试管架、小垫枕、治疗巾、手消毒液、锐器盒、生活垃圾桶、医疗垃圾桶等。

【操作步骤】

静脉穿刺术的操作步骤见表 2 - 12。

表 2 - 12　静脉穿刺术的操作步骤

步骤		要点	注意事项
选静脉	1."一看"	初选采血静脉	●在穿刺点下方放垫巾和垫枕
	2."二扎"	在穿刺点上方 6 cm 处扎止血带	●扎止血带位置为距离穿刺点(近心端)6 cm 处,末端向上,嘱患者握拳。 ●采静脉血时止血带压迫时间不能过长,绑扎不能过紧,以免发生淤血和血液浓缩,最好不超过 1 min,否则会影响某些试验的结果,如造成血红蛋白和血细胞比容增高
	3."三摸"	通过手指触摸来确定穿刺部位	●如果肥胖患者的静脉暴露不明显,则可以用经消毒后的左手食指在采血部位触摸,发现静脉走向后,凭手感方向与深度进行试探性穿刺
消毒、核对	1.消毒	以穿刺点为中心常规消毒	●常规消毒 2 遍,消毒直径大于 5 cm,消毒 2 或 3 遍,第 2 遍消毒范围小于第 1 遍
	2.核对	核对检查时间、检查项目	●核对检查时间、检查项目与标本容器是否一致
穿刺	1.进针前检查	进针前再次检查针头的连接	●静脉采血前要仔细检查针头是否安装牢固,针筒内是否有空气和水分。所用针头应锐利、光滑、通气,针筒不漏气。抽血时针栓只能向外抽,不能向静脉内推,以免形成空气栓塞,造成严重后果

续表

	步骤	要点	注意事项
穿刺	2. 进针角度	进针角度与皮肤呈 30°~45°	●不能从静脉侧面进针。针头进入静脉的感觉是皮肤有一定阻力,而静脉壁阻力较小且富有弹性。 ●左手拇指绷紧静脉下端皮肤,使其固定。一手持采血针,针头斜面向上,与皮肤呈 30°~45°,自静脉上方或者侧方刺入皮下,沿静脉走向滑行入静脉,见回血后再顺静脉进针少许
	3. 采血	根据患者病情选择采血项目	●采血顺序:血培养—不含添加剂的采血管—凝血标本管—其他标本管,即血培养—红管—蓝管—绿管—紫管—黑管。 红帽:乙肝五项、血脂、血糖、肝功能、肾功能、心肌酶、电解质、肿瘤标志物、免疫功能(注:两项以上 4 mL)。 紫帽:血常规、血型、交叉配血、抗体筛查、梅毒、艾滋病抗体(注:至少 2 mL,必须立即上下颠倒)。 蓝帽:凝血四项、D－二聚体(注:至少 2 mL,必须立即上下颠倒)。 黑帽:血沉(注:2 mL,刻度准确,必须立即上下颠倒)。 绿帽:血流变(注:5 mL)
穿刺术后处理	1. 拔针	—	●采集足够的血液样本后,松止血带,嘱患者松拳,用干棉签轻压穿刺点上方并快速拔出针头,指导患者或家属正确按压
	2. 按压	按压穿刺点,直至不出血	●给予 1 块干净的纱布或者用干棉球按压患者的穿刺点,嘱患者在穿刺部位继续按住纱布或者干棉球,同时伸展并抬高手臂;嘱患者不要弯曲手臂,以免产生血肿
	3. 标本送检	再次核对医嘱、患者身份、标本及条形码信息	●给采集的血液样品正确编号,避免试管间的添加剂交叉污染。因颜色标记系统和试管中的添加剂可能会有所不同,故建议根据当地实验室的标准来决定
	4. 安置体位	协助患者取舒适体位	●协助患者取舒适卧位,给予相关知识宣教。 ●告知注意事项,避免穿刺点污染等
	5. 用物整理	—	●将用物摆放整齐,对垃圾进行分类处理

【注意事项】

(1)必须严格执行无菌操作,以防发生感染。

(2)采血前按检验申请单核对床号、姓名、检查项目、抽血量、标本采集要求,检查标本容器有无裂隙、破损等。

（3）如一次穿刺失败，重新穿刺则需更换穿刺部位及注射器。

（4）需空腹采血时，应提前通知患者。

（5）根据不同的检查目的选择合适的容器。

（6）严禁在输液、输血针头处抽取血标本。

（7）对用于生化检验的血样标本，宜在清晨空腹时采取。做血培养时，应严格执行无菌操作，采血量为 5～10 mL。

（8）采血完毕，将标本连同检验单及时送检。

三、考核评价标准

静脉穿刺术技能考核评价标准见表 2－13。

表 2－13　静脉穿刺术技能考核评价标准

项目		项目总分	要求	分值	得分	备注
素质要求		5	●衣帽整洁、仪表大方、举止端庄。	3		
			●语言柔和恰当、态度端正认真	2		
操作前准备	沟通	6	●核对患者的姓名、床号。	2		
			●进行自我介绍，告知病情、穿刺目的、注意事项，取得患者的同意和配合。	2		
			●评估患者的生命体征（血压、脉搏）、吸氧状况及穿刺部位皮肤情况，排除禁忌证	2		
	物品准备	5	●碘伏、小垫枕、止血带、棉球、无菌手套、采血器具、锐器盒等	5		
	术者准备	4	●术者着装整洁，戴帽子、口罩，穿刺前洗手	4		
操作过程	患者体位选择	5	●协助患者取合适体位，暴露穿刺部位	5		
	穿刺点的选择	10	●"一看"：选择穿刺的静脉。	4		
			●"二扎"：扎止血带。	3		
			●"三摸"：用手指探明穿刺部位	3		
	消毒	10	●用碘伏消毒皮肤，以穿刺点为中心常规消毒	10		

续表

项目		项目总分	要求	分值	得分	备注
操作过程	穿刺	15	●进针前再次检查针头的连接。 ●进针角度与皮肤呈30°~45°。 ●选择正确的采血管进行采血	5 5 5		
	穿刺成功后处理	15	●采集足够的血液样本后,松止血带,嘱患者松拳。 ●按压穿刺点,直至不出血。 ●再次核对医嘱、患者身份、标本及条形码信息	5 5 5		
操作后	穿刺后处理	5	●观察患者有无不良反应,监测生命体征。 ●告知注意事项,避免穿刺点污染等。 ●物品整理到位,医疗垃圾分类处理正确	2 2 1		
操作能力		10	●操作步骤及手法正确,无菌观念强,无污染。 ●操作过程中注意观察患者反应并及时处理。 ●在规定时间内完成操作	4 4 2		
职业素质		10	●珍视生命,尊重与关爱患者,具有人道主义精神。 ●注重交流与沟通,取得患者配合,观察细致,操作认真	5 5		
关键缺陷		—	●无菌观念差,操作过程中严重污染为不及格	—		
总分		100	—	—	阅卷:	

 达标测试

选择题

1. 下列关于静脉采血的叙述,错误的是( )

A. 根据采血目的选择合适的采血时间

B. 止血带压迫时间过长会影响测定结果

C. 建议使用真空采血试管

D. 不能从输液的血管采血

E. 当需要进行空腹采血时,应尽可能延长空腹的时间

2.静脉采血时止血带压迫时间过长可引起(　　)

A.白细胞分类值异常　　　　B.血沉增快　　　　C.某些凝血因子活性增高

D.红细胞计数值偏低　　　E.红细胞形态改变

3.下列静脉采血步骤错误的是(　　)

A.穿刺时针头斜面向上

B.在穿刺部位上方6 cm处扎止血带

C.抽血完毕,立即将血液通过针头沿管壁缓缓注入容器内

D.凝血功能障碍患者拔针后的按压时间延长至10 min

E.进行肘正中静脉采血时,应伸直肘关节

4.静脉穿刺是实验室试验获取某样本的主要技术和方法,这个样本是(　　)

A.体液　　　　　　　　B.血液　　　　　　　　C.脑脊液

D.腹水　　　　　　　　E.尿液

5.在疫情处理、流行病学调查、体检等过程中,都需要静脉穿刺采集血液样本的是涉及抗体检测及(　　)

A.体检项目　　　　　　B.现场监测项目　　　　C.流调项目

D.临床血液检测　　　　E.常规检查

6.处理疫情时提前准备采样包,常规采样前做好准备工作的时间为(　　)

A.30 min　　　　　　　B.半天　　　　　　　　C.2 d

D.1 d　　　　　　　　　E.4 d

7.采样人员须用简明语言提示采血对象,抽血时要对静脉抽血注意事项进行(　　)

A.口头提醒　　　　　　B.告知　　　　　　　　C.明示

D.重视　　　　　　　　E.简单阐述

8.按照《消毒技术规范》,采样前、后应分别对采样环境紫外线消毒(　　)

A.10 min　　　　　　　B.20 min　　　　　　　C.30 min

D.40 min　　　　　　　E.50 min

9.采血时找好合适采血静脉后,在静脉穿刺部位上方扎紧压脉带为(　　)

A.5～6 cm处　　　　　B.6～7 cm处　　　　　C.4～7 cm处

D.1～2 cm处　　　　　E.10 cm处

10.采样完毕,将样本送达实验室的时间为(　　)

A.24 h　　　　　　　　B.半天后　　　　　　　C.30 min后

D.1 h后　　　　　　　　E.2 h后

第三章　外科基本技能

第一节　打结、缝合技术

一、打结、缝合技术的相关理论知识

(一)概念

1. 单结

单结是外科结扣的基本组成部分,易松脱、解开,仅用于临时阻断,而进行永久结扎时不能单独使用单结。

2. 方结

方结又称平结,因其结扎后较为牢靠而成为外科手术中最常使用的结。它由两个相反方向的单结重叠而成,适用于对较少的组织或较小的血管静脉的结扎。

3. 重结或多重结

重结或多重结是在完成方结之后再反复打一个或多个单结,使结更加牢靠。它适用于对直径较大的血管静脉、张力较大的组织间缝合后的结扎。当使用肠线或化学组合成型线等易于松脱的线打结时,通常需要打重结或多重结。

4. 外科结

在打第一个结时,将结扎线穿绕两次,以增加线间的接触面积及摩擦力,再打第二结时就不易松动或滑脱,因打此种结比较费时,故其仅适用于对大静脉血管的结扎。

5. 缝合

缝合是将已经切开或受外伤断裂的组织、器官进行对合或重建其通道、恢复其功能的方法,是保证良好愈合的基本条件,也是重要的外科手术基本操作技术之一。

6. 针距

缝合时相邻两针之间的距离称为针距。腹部皮肤切口缝合的针距一般为 1 cm,肠吻

合的针距约为 0.3 cm。

7. 边距

缝合进针处与切口(或伤口)边缘的距离称为边距。腹部皮肤切口缝合的边距一般为 0.5 cm,肠吻合的边距约为 0.3 cm。

8. 针尖

从缝针的顶端延伸至针体的最大截面之间的一段称为针尖。针是根据针尖的形状不同进行分类的。

(二)打结、缝合技术的操作原则

1. 打结的原则

(1)无论用何种方法打结,第一个结及第二个结的方向不能相同,如果打结的方向错误,那么即使是正确的方结也同样可能变成滑结,或者因割线而导致线折断。

(2)在打结的过程中,两手的用力一定要均匀一致,这一点对结的质量及安全性至关重要。

(3)收紧打结线时要求三点(即两手用力点与结扎点)成一直线,两手的反方向力量相等,每一结均应放平后再拉紧。

(4)结扎时,两手的距离不宜离线结处太远,特别是在进行深部打结时,最好用一手指按线结近处,徐徐拉紧,用力缓慢、均匀。

(5)打第二个结时,注意不要松弛第一个结。

(6)打结应在直视下进行。

(7)对皮上组织尽量少结扎,利用血管钳的最前端夹血管的断裂口。

(8)打结时,要选择质量好的粗细合适的线。

2. 缝合的基本原则

(1)严格执行无菌操作。

(2)缝合前必须彻底止血和清创。

(3)两针孔间要有适当的距离,以防拉穿组织。

(4)缝针刺入和穿出部位应彼此相对、针距相等。

(5)同层组织相缝合,除非有特殊需要,否则不允许把不同类的组织缝合在一起。

(6)缝合时不宜过紧,否则将造成组织缺血。

(7)创缘、创壁应互相均匀对合,创伤深部不留无效腔、积血和积液。

(8)若在手术后出现感染症状,则应迅速拆除部分缝线,以便于排出积液。

二、打结、缝合技术的基本操作

【情境案例】

张先生,31 岁,约于 30 min 前在家中因洗手间地滑而不慎摔倒,被镜子割伤右前臂及右手,当即剧烈疼痛,伴有活动性出血,来院就诊,门诊以右前臂及右手开放伤收治,发病以来,神志清楚,不烦躁,体温 36.7 ℃,脉搏 80 次/分,呼吸 18 次/分,血压 120/80 mmHg,查体时合作,右前臂尺侧可见一弧形开放性伤口,长约 6 cm,创缘齐,有活动性出血,右手掌侧大鱼际处可见一斜行开放性伤口,长约 5 cm,创缘齐,有活动性出血。请根据情况为患者进行清创、缝合处理。

(一)打结

【操作目的】

(1)学会外科手术中的常用打结法。

(2)知道外科常用打结法的技巧。

(3)熟知外科打结时的注意事项。

【操作前准备】

1. 环境准备

环境安全宽敞、干净整洁、光线充足。

2. 自身准备

保持衣帽整洁,洗手,戴帽子、口罩。

3. 用物准备

细绳、持针钳、血管钳、丝线卷、线剪。

【操作步骤】

打结技术的操作步骤见表 3-1。

表 3-1 打结技术的操作步骤

步骤		要点	注意事项
单手打结(右手打结)	1. 第一步	交叉持线掏前线	●将前线在后线的上方交叉,以右手食指在两线交叉处绕过后线,掏取前线,然后用右手食指和中指一起夹取前线
	2. 第二步	拉紧侧压防滑结	●在夹取前线后,双手顺势拉紧缝线,在拉紧缝线的过程中,右手拇指要协同食指和中指,使前线末端抽离线结处,然后再拉紧线结

	步骤	要点	注意事项
单手打结（右手打结）	3.第三步	右手压线掌朝上	●上述两个步骤已经打完第一个结,在打第二个结时,右手中指、无名指和小指向下压住前线,然后翻转手掌朝上,进入第四步
	4.第四步	二次掏线反向拉	●翻转右手使掌面朝上后,左手将后线靠近前线,右手中指顺势绕过后线掏取前线,然后用右手中指、无名指夹住前线,沿第一个结相反的方向拉紧缝线,在拉紧缝线的过程中,右手拇指要协同中指和无名指一起拉紧缝线
双手打结	四个步骤	可同样依照单手打结进行	●与单手打结不同的是,双手打结是用右手打第一个结,然后用左手打第二个结
打外科结	1.捏线	—	●将线交叉拿着,右手在上、左手在下
	2.勾线、打结	右手食指勾住左手的线	●用右手食指勾住左手的线打第一个结,然后用剩下的四根手指勾住左手的线,打回手结,即第二个结。将第一个线扣重绕两次,使线间的摩擦面及摩擦系数增大
持针器打结	1.绕线、夹线	左、右手分别拿住线的两端	●将持针器放到线的前面绕线一圈,夹线头
	2.拉线、压线	—	●左手向前、右手向后,两手用力点与结扎点三点成一直线,然后左手向后压线,此时线结不能动
	3.打第二个结	—	●将持针器放到线的后面绕成一圈,夹线头,右手向前、左手向后压线
剪线	—	—	●左手将线尾向上提起,右手持剪刀顺线尾向下滑动至线结的上缘,然后将剪尖向侧方倾斜45°左右,保留线头0.5～1cm,剪断线尾即可

【注意事项】

（1）打结收紧时要求三点成一直线,即两手用力点和结扎点应在一条直线上。

（2）两手用力应均匀。

（3）打结时两手的距离不宜离线太远,特别是进行深部打结时,最好将两手食指伸到结旁。

（4）无论用何种方法打结,第一个结和第二个结的方向不能相同,要打成一方结,两道打结方向就必须相反。开始打第一个结时,线处于平行状态,结扎后双手交叉向反方向拉紧缝线,打第二个结时,双手不交叉;若打第一个结时在结扎前线已处于交叉状态,则结扎后双手不交叉,拉紧缝线,待第二个结结扎后双手再交叉。

（5）剪线时,将双线尾略提起,用稍张开的剪刀尖沿着拉紧的结扎线滑至结扣处,再将剪刀稍倾斜,剪断。

(二)缝合

【操作目的】

(1)进一步学会外科常用器械的正确使用方法。

(2)学会应用单手打结及器械打结。

(3)学会常用的组织缝合方法及正确的组织缝合技巧。

(4)掌握组织缝合时的注意事项。

【操作前准备】

1.评估患者并解释

(1)评估:评估患者的生命体征,受伤原因、时间及有无伴随症状。评估伤口情况,有无异物残留及神经、血管、肌腱损伤。

(2)解释:向患者解释检查的目的,并根据检查情况告知治疗方案(简要介绍手术过程及手术目的,交代可能出现的事项),以取得配合。

2.患者准备

核对、解释,取得患者配合,协助其取舒适体位。

3.环境准备

环境安全、干净整洁、光线充足。

4.自身准备

保持衣帽整洁,洗手,戴帽子、口罩(头发、鼻孔不外露)。

5.用物准备

持针器、三角针、圆针、手术镊(有齿或无齿)、血管钳、缝线、缝合模型或海绵。

【操作步骤】

缝合技术的操作步骤见表3-2。

表3-2 缝合技术的操作步骤

	步骤	要点	注意事项
使用持针器	1.查对	核对并检查物品性能	●确保持针器能使用
	2.夹针、穿线	用持针器的尖端夹住缝针的中、后1/3交界处并穿线,缝线重叠,且将重叠部分线卡入持针器前端开口处	●一般针尖应向左,特殊情况可向右。 ●不可将针夹在持针器中间,否则易将针折断。 ●缝线重叠长度至持针器1/2处
	3.使用	采用掌握法(一把抓或满把握)、指套法或掌指法	●根据不同持针器的使用方法,手指放置位置正确,保证持针器使用过程中的稳定

续表

步骤		要点	注意事项
缝合过程	1.进针	左手执镊子,提起皮肤边缘,右手拿持针器经皮下从对侧切口皮缘穿出	●用腕臂力由外旋进,顺针的弧度刺入皮肤
	2.拔针	用镊子在针前端顺针的弧度拔针	●拔针的同时将持针器从针后部顺势前推
	3.出针、夹针	松开持针器,单用镊子夹针继续向外拔,用持针器转位后夹针体,将针完全拔出	●当针要完全拔出时,可松开持针器,将持针器转位夹于针体后 1/3 弧处,注意保护皮肤
	4.打结	使用持针器打结法打结固定	●相邻两个结的方向不能相同,两条线的用力点和结扎点成一条直线,将每个结摆平后拉紧
剪线	1.剪线	靠—滑—斜—剪	●连续完成靠、滑、斜、剪动作。结扎完毕,提起双线尾,微张开剪刀,靠住结扎线,顺线尾向下滑动至线结处,再将剪刀向上倾斜 45°左右,然后将线剪断。如需留长线头,则不必行靠、滑、斜、剪步骤,用剪刀直接在需要剪线处剪断即可
	2.保留线头	根据缝合部位保留适当长度线头	●缝合皮肤后保留线头 5 mm 以上,以便于拆线

【常用方法】

常用的缝合方法是单纯缝合法。单纯缝合法是使切口创缘的两侧直接对合的一类缝合方法,如皮肤缝合。单纯缝合法又可分为以下四类。

(1)单纯间断缝合法:操作简单,应用最多,每缝一针单独打结,多用于对皮肤、皮下组织、肌肉、腱膜的缝合,尤其适用于感染创口的缝合(图 3-1)。

(2)连续缝合法:在第一针缝合后打结,继而用该缝线缝合整个创口,结束前的一针,将重线尾拉出并留在对侧,打结双线与重线尾(图 3-2)。

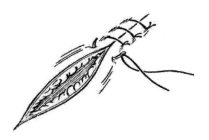

图 3-1 单纯间断缝合法

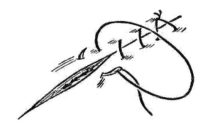

图 3-2 连续缝合法

（3）连续锁边缝合法：操作省时，止血效果好，缝合过程中需多次将线交错，多用于胃肠道断端的关闭、皮肤移植时的缝合（图3－3）。

（4）"8"字缝合法（间断）：由两个间断缝合组成，缝扎牢固、省时，多用于缝合张力较大的组织，如筋膜、肌腱、韧带（图3－4）。

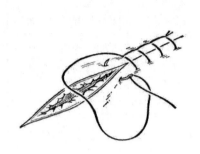 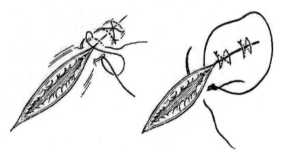

图3－3　连续锁边缝合法　　　　　　　　图3－4　"8"字缝合法

【注意事项】

（1）根据不同的组织器官类型、患者的具体情况选择适当的缝针、缝线和缝合方法。

（2）按层次由深到浅进行组织分层缝合，将相同类型的组织予以正确对齐缝合。严密对合是保证伤口愈合的前提，不同的组织对合（如表皮对筋膜、黏膜对浆膜）将导致伤口不愈或延迟愈合。

（3）勿留无效腔，以免发生积血、积液，导致延迟愈合甚至伤口感染。

（4）针距、边距应均匀一致，过密和过稀均不利于伤口愈合，以组织对合后不发生裂隙为宜。

（5）结扎松紧度应该适宜。结扎过松，达不到组织对合的要求；结扎过紧，则会出现重叠、卷曲，甚至影响血运，不利于组织愈合。

（6）注意美观与功能，缝合面部和身体裸露部位的皮肤切口时更应注意，针线太粗或对合不齐均可影响美观。

三、考核评价标准

打结、缝合技术技能考核评价标准见表3－3。

表3-3　打结、缝合技术技能考核评价标准

项目		项目总分	要求	分值	得分	备注
素质要求		5	●衣帽整洁、仪表大方、举止端庄。 ●语言柔和恰当、态度端正认真	3 2		
操作前准备	环境准备	3	●环境准备叙述无误,环境安全宽敞、干净整洁、光线充足	3		
	物品准备	4	●用物齐备、摆放符合操作要求	4		
	操作者准备	3	●洗手,戴口罩、帽子	3		
操作过程	打结	15	●第二个结和第一个结的方向不能相同。 ●结扎每一结时,应把线摆平后再拉紧。 ●禁忌使线成锐角,且两手用力应均匀。 ●结扣牢可靠、松紧适度、无滑结	4 4 4 3		
	缝合	3	●持镊子方法正确,提起缝合处皮缘	3		
		6	●握持持针器方法正确。 ●持针钳夹针位置正确(于缝针的中后1/3交界处)	3 3		
		8	●缝合切口手法正确(垂直进针,沿缝针弧度挽出)。 ●不留无效腔	6 2		
		4	●剪线手法正确。 ●线头长0.5 cm	2 2		
		6	●针距、边距恰当(通常针距为1 cm,边距为0.5 cm)	6		
		2	●皮肤对合整齐	2		
综合评价		12	●三种打结方法正确	12		
		20	●五种缝合方法正确	20		
操作后处理		3	●用物处理恰当。 ●整理操作台。 ●洗手	1 1 1		
职业素质		6	●操作前能以和蔼的态度告知患者操作目的,取得配合。操作时执行无菌操作、动作规范,体现爱护患者的意识。操作结束后告知患者相关注意事项,用语文明,认真细致,表现出良好的职业素质	6		
总分		100	—	—		阅卷:

▼ 达标测试

选择题

1.打结是重要的手术基本功。进行皮肤、黏膜缝合时,为拆线时牵引方便,应至少预留(   )

    A.1 mm 以上   B.2 mm 以上   C.3 mm 以上

    D.4 mm 以上   E.5 mm 以上

2.下列关于打结方法的说法,错误的是(   )

    A.打结的方法有单手打结、双手打结和持针钳打结三种

    B.进行单手打结时,最好练就左、右手均能打结的基本功

    C.单手打结多用于口腔内及深部组织缝合

    D.当缝线过短和缝扎时也常应用持针器打结

    E.口腔颌面外科手术中以单手打结和持针器打结最为常用

3.连续锁边缝合法适用于缝合(   )

    A.筋膜   B.胃肠道断端   C.肌腱

    D.韧带   E.感染创口

4.腹部皮肤切口缝合的针距一般为(   )

    A.0.3 cm   B.0.5 cm   C.1 cm

    D.1.5 cm   E.2 cm

5.单纯间断缝合法不适用于缝合(   )

    A.皮肤   B.皮下组织   C.肌肉

    D.感染创口   E.移植的皮肤

6.剪线的连续动作不包括(   )

    A.靠   B.拉   C.滑

    D.斜   E.剪

7.肠吻合的针距一般为(   )

    A.0.1 cm   B.0.2 cm   C.0.3 cm

    D.0.4 cm   E.0.5 cm

8.用持针器的尖端缝针时正确的夹针位置是缝针的(   )

    A.前 1/3 处   B.中 1/3 处   C.后 1/3 处

D. 前中1/3交界处　　　　E. 中后1/3交界处

9. 缝针分类一般是根据(　　　)

A. 针的长短　　　　B. 针的粗细　　　　C. 针尖的长短

D. 针尖的形状　　　　E. 针尖的粗细

10. 缝合时不宜过紧,否则将造成(　　　　)

A. 不愈合　　　　B. 松脱　　　　C. 组织缺血

D. 感染　　　　E. 粘连

第二节　清创技术

一、清创技术的相关理论知识

(一)概念

清创技术是利用外科手术方法,清除伤口内的异物,切除坏死、失活以及严重污染的组织,从而减轻伤口污染,为伤口的愈合创造良好条件的方法。

(二)清创时机

若病情许可,则越早清创效果越好;无显著感染表现,均可清创;已经有感染,但伤口有异物或较多的坏死组织,也可清创,清创后暂不缝合伤口。

理想时间:一般伤口伤后8 h以内,头面、手部伤口伤后12 h以内。

(三)关键步骤

1. 初次处理伤口的步骤

洗手后戴好帽子、口罩、手套;清洗伤口外周皮肤;清洗伤口(清洗的方法是先用生理盐水做第1次冲洗,然后用过氧化氢做第2次冲洗,最后用生理盐水做第3次冲洗)。完成上述步骤后,检查伤口情况,并报告检查内容。

2. 再次处理伤口的步骤

在口述检查伤口后,首先脱掉之前的手套,然后洗手,消毒双手,覆盖无菌洞巾,重新戴手套,再做局部浸润麻醉,最后修剪、清理并缝合伤口。

二、清创技术的基本操作

【情境案例】

张先生,29岁,2 h前左小腿外侧受挫裂伤,然后立刻被送至医院急诊科。接诊医师发现其伤口污染严重、边缘不整,需要立刻清创。请为张先生进行清创(无须缝合)。

【操作目的】

(1)清除创面及其周围皮肤上的污染物,从而减少细菌数量、缩小污染范围。

(2)切除污染组织,清除异物,将污染伤口变为清洁伤口,以利于伤口愈合。

【操作前准备】

1.评估患者并解释

(1)评估:评估患者的生命体征,受伤原因、时间及有无伴随症状。评估伤口情况,如有无异物残留及神经、血管、肌腱损伤。

(2)解释:向患者解释清创的目的,以取得配合。

2.患者准备

协助患者取舒适体位。

3.环境准备

环境安全、干净整洁、光线充足。

4.自身准备

保持衣帽整洁,操作前洗手,戴好帽子、口罩、无菌手套。

5.用物准备

外科清创包(内有止血钳、镊子、剪刀、手术刀、缝合针(线)、持针器、无菌弯盘、治疗碗、手术洞巾)、无菌生理盐水、3%过氧化氢、碘伏、2%利多卡因、无菌纱布、无菌注射器、胶布、止血带、无菌手套等。

【操作步骤】

清创技术的操作步骤见表3-4。

表3-4　清创技术的操作步骤

步骤		要点	注意事项
消毒前准备	1.自身准备	戴帽子、口罩,洗手	●戴好帽子,确保头发不外露。 ●戴好口罩,确保口、鼻不外露。 ●正确用七步洗手法洗手
	2.核对、解释	告知患者手术的目的并取得其配合	●正确核对患者信息。 ●解释清创技术的目的
	3.戴无菌手套	—	●依据无菌原则戴无菌手套

	步骤	要点	注意事项
操作过程	1. 冲洗伤口	用肥皂水刷洗伤口周围皮肤 3 遍	●用无菌纱布覆盖伤口,用肥皂水刷洗伤口周围皮肤,再用生理盐水冲净。 ●注意勿使肥皂水流入伤口内
	2. 检查伤口	清洗伤口后检查伤口情况	●术者不摘无菌手套,移去伤口纱布。 ●用无菌生理盐水冲洗伤口。 ●用 3% 过氧化氢及生理盐水反复冲洗伤口,待创面出现泡沫后,再次使用无菌生理盐水冲洗。 ●当伤口污染严重时,可反复冲洗。 ●擦干伤口内的冲洗液及伤口周围皮肤。 ●初步检查伤口
	3. 脱手套,消毒手及手臂	—	●正确脱下手套,不得污染双手。 ●术者刷手(口述)
	4. 消毒伤口周围皮肤	用碘伏棉球消毒伤口至少 3 遍	●用无菌持物钳夹取碘伏棉球,消毒伤口周围皮肤,一般消毒 3 遍,操作规范,消毒顺序、范围正确。勿使消毒液流入伤口内。 ●铺无菌洞巾
	5. 戴无菌手套	消毒手及手臂后,戴无菌手套	●用免洗手消毒剂消毒双手及手臂。 ●依据无菌技术操作原则戴上无菌手套
	6. 铺洞巾	铺术区洞巾	●让助手打开清创包。 ●取出并铺上洞巾
	7. 进行局部麻醉	用利多卡因进行局部麻醉	●取无菌注射器,吸取 2% 利多卡因,沿伤口行局部浸润麻醉(需回吸无血)
	8. 清创伤口	手术剪清除伤口坏死组织	●进行局部麻醉后,清理伤口,用手术剪清除伤口周围不整齐的皮肤边缘 1～2 mm,彻底止血,取净伤口内的异物,剪除伤口内失去活力的组织
	9. 冲洗伤口	用生理盐水冲洗伤口,包扎伤口	●再次用生理盐水冲洗伤口。 ●视创口内状况填塞凡士林纱布或引流条(口述)。 ●用无菌纱布或棉垫覆盖伤口,用胶布固定。 ●撤下洞巾
操作后处理	1. 告知注意事项	—	●避免过度焦虑,饮食宜清淡。 ●不可随意取下敷料。 ●保持敷料清洁、干燥。 ●若敷料被浸湿,则应及时联系医护人员更换
	2. 整理用物,脱手套,洗手,记录	—	●整理清创用物,按规定处理各类用物。 ●正确脱下手套,避免污染。 ●正确用七步洗手法洗手。 ●及时、准确记录

【注意事项】

(1)检查伤口时,应口述以下内容。①伤口内有无血凝块及异物。②伤口的深度。③有无合并神经、血管、肌腱及骨骼损伤。④伤口处有无活动性出血。若合并出血,则应进行止血;若创面有大量出血,则可使用止血带止血。

(2)对伤后时间超过6~8 h者,一般不做一期缝合;对伤后时间在6~8 h以内、伤口污染较轻者,应在清创后做一期缝合;对伤口污染较轻、伤后时间不超过12 h者,应在清创后做一期缝合;对头面部伤口、伤后时间在24 h以内者,应争取做一期缝合。

(3)若患者伤口污染严重,则清创时应放置引流条;若伤口有轻度污染,则不必放置引流条。

三、考核评价标准

清创技术技能考核评价标准见表3-5。

表3-5 清创技术技能考核评价标准

项目		项目总分	要求	分值	得分	备注
素质要求		5	●衣帽整洁、仪表大方、举止端庄。 ●语言柔和恰当、态度端正认真	3 2		
操作前准备	环境准备	2	●环境准备叙述无误	2		
	物品准备	2	●用物齐备、摆放符合操作要求	2		
	护士准备	4	●戴好帽子,确保头发不外露。 ●戴好口罩,确保口、鼻不外露。 ●正确运用七步洗手法洗手	1 1 2		
	患者准备	2	●告知患者手术的目的并取得配合	2		
操作过程	戴无菌手套	2	●依据无菌技术操作原则戴无菌手套	2		
	冲洗伤口	5	●用无菌纱布覆盖伤口,用肥皂水刷洗伤口周围皮肤3遍,每遍用生理盐水冲净。注意勿使肥皂水流入伤口内	5		
	检查伤口	14	●术者不摘无菌手套,移去伤口纱布。 ●用无菌生理盐水冲洗伤口。 ●用3%过氧化氢及生理盐水反复冲洗伤口,待创面出现泡沫后,再次用无菌生理盐水冲洗。当伤口污染严重时,可反复冲洗。 ●擦干伤口内的冲洗液及伤口周围皮肤,初步检查伤口	2 3 5 4		

项目		项目总分	要求	分值	得分	备注
操作过程	手臂消毒	5	●正确脱下手套,不得污染双手。 ●术者刷手(口述)	3 2		
	戴无菌手套	7	●用免洗手消毒剂消毒双手及手臂。 ●依据无菌技术操作原则戴无菌手套	5 2		
	铺洞巾	6	●让助手打开清创包。 ●取出并铺上洞巾	2 4		
	进行局部麻醉	6	●取无菌注射器,吸取2%利多卡因,沿伤口行局部浸润麻醉(需回吸无血)	6		
	清创伤口	6	●进行局部麻醉后,清理伤口,用手术剪清除伤口周围不整齐的皮肤边缘1～2 mm,彻底止血,取净伤口内的异物,剪除伤口内失去活力的组织	6		
	冲洗伤口	12	●再次使用生理盐水冲洗伤口。 ●视创口内状况填塞凡士林纱布或引流条(口述)。 ●用无菌纱布或棉垫覆盖伤口,用胶布固定,撤下洞巾	4 3 5		
操作后	进行健康宣教	4	●避免过度焦虑,饮食宜清淡。 ●不可随意取下敷料。 ●保持敷料清洁、干燥。 ●若敷料被浸湿,则应及时联系医护人员更换	1 1 1 1		
	整理用物	8	●整理清创用物,按规定分类处理各类用物。 ●正确脱下手套,避免污染。 ●正确用七步洗手法洗手。 ●及时、准确记录	2 2 2 2		
评价		10	●主动介绍自己,用语文明,态度和蔼。 ●操作时注意执行无菌操作,动作轻柔、规范,体现爱护患者的意识。操作结束后告知患者相关注意事项。 ●着装整洁、仪表端庄、举止大方、认真细致,表现出良好的职业素质。 ●操作时间<10 min	2 3 3 2		
关键缺陷		—	●清洗伤口及周围皮肤后没有重新消毒手及手臂,没有更换手套,对初次和再次处理伤口两个步骤分不清楚。 ●无菌洞巾在无菌包内,应戴上无菌手套后再取出并铺上洞巾,如不戴手套就取无菌包内的物品,则违背了无菌原则。 对出现以上两种行为者,均视为不及格	—		
总分		100	—	—		阅卷:

🔷 达标测试

选择题

1. 面颊部开放性损伤患者受伤后 12 h 就诊,对其进行局部处理时宜(　　)

A. 按感染伤口处理,换药,不清创　　　　　　　B. 清创,不缝合

C. 清创及延期缝合　　　　D. 清创及一期缝合　　　　E. 使用抗生素

2. 对受伤达 12 h 的严重污染伤口应采取的措施为(　　)

A. 清创及一期缝合　　　　B. 清创及延期缝合　　　　C. 清创,不缝合

D. 不清创　　　　　　　E. 继续观察到 24 h,根据伤口情况再行处理

3. 在清创过程中,下列操作错误的是(　　)

A. 用肥皂水和自来水刷洗伤口周围皮肤 2 遍

B. 用 2.5% 碘酊和 75% 酒精消毒创面和周围皮肤

C. 剪除失活的组织和被污染的边缘

D. 清除伤口内的全部异物

E. 对污染严重的神经组织只需小心剥离外膜即可

4. 创伤性炎症如果不并发感染、有异物存留,则炎症消退的时间是(　　)

A. 1 ~ 2 d　　　　　　　B. 3 ~ 5 d　　　　　　　C. 6 ~ 8 d

D. 12 ~ 14 d　　　　　　E. 14 ~ 16 d

5. 下列不适合立即行清创治疗的是(　　)

A. 不超过 24 h 的轻度污染伤口　　　　B. 受伤 24 ~ 48 h 的头面部伤口

C. 有活动性出血、休克的患者　　　　D. 受伤 6 ~ 8 h 的新鲜伤口

E. 患者没钱缴纳医疗费用

6. 下列情况无须放置引流管的是(　　)

A. 表浅的伤口　　　　　　　　B. 污染严重的伤口

C. 有无效腔的伤口　　　　　　　D. 血肿、损伤范围大且重的伤口

E. 创面渗血较多的伤口

7. 下列说法不正确的是(　　)

A. 对重要血管损伤进行清创时,应在无张力的情况下进行一期缝合

B. 神经断裂后力争进行一期缝合

C. 对损伤处污染严重、受伤时间较长的骨折应用内固定法固定

D. 对被利器切断、断端平整、无组织挫伤的肌腱可清创后缝合

E. 当伤口内可能存在金属异物时,应在清创前拍摄 X 线片

8. 下列关于清创缝合的说法不正确的是(　　　)

A. 一般可在伤口内做局部浸润麻醉

B. 对仅有皮肤或皮下裂开者可做单层缝合

C. 对伤口污染较重者,可暂不结扎皮肤缝线,当 24 h 后无感染时再行结扎

D. 清除污物、异物,切除失活组织,彻底止血

E. 当患者处于休克状态时,应先进行急救治疗

9. 下列描述错误的是(　　　)

A. 即使受伤超过 24 h,仍可考虑进行一期缝合的是头面部、大血管和神经暴露的伤口

B. 对受伤 12 h、污染较重的伤口,清创后可进行延期缝合

C. 对已超过 6 h 的战地伤,清创后可进行一期缝合

D. 对大块皮肤撕脱的伤口,清创后行中厚皮片移植

E. 清创前应先清理伤口周围的皮肤

10. 临床创口包括(　　　)

A. 无菌创口、污染创口、感染创口　　　　　B. 污染创口、感染创口、可疑感染创口

C. 感染创口、无菌创口、化脓创口　　　　　D. 化脓创口、无菌创口、污染创口

E. 无菌创口、可疑感染创口、污染创口

第三节　脓肿切开技术

一、脓肿切开技术的相关理论知识

(一)概念

脓肿切开技术是针对已经成熟的脓肿行局部切开引流脓液的一项外科技术。它通过充分暴露脓腔、引流脓液及合理使用抗菌药物,能够促进炎症消退及伤口愈合。

(二)切开引流的指征

(1)局部疼痛加重,呈搏动性跳痛,炎性肿胀明显,皮肤表面紧张、发红、光亮;触诊时

有明显的压痛点、波动感,呈凹陷性水肿;深部脓肿经穿刺有脓液抽出。

(2)口腔颌面部急性化脓性炎症,经抗菌药物控制感染无效,同时出现明显的全身中毒症状。

(3)儿童发生颌周蜂窝织炎(包括腐败坏死性蜂窝织炎),炎症已累及多间隙感染,出现呼吸困难及吞咽困难。

(4)患结核性淋巴结炎,经局部及全身抗结核治疗无效,皮肤发红,已接近自溃的寒性脓肿。

(三)切开引流的要求

(1)为达到按体位自然引流的目的,切口位置应在脓腔的重力低位,以使引流道短、通畅、容易维持。

(2)切口瘢痕隐蔽,切口长度取决于脓肿部位的深浅与脓肿的大小,以能保证引流通畅为准则:一般应尽量选用切口内引流。对面部脓肿应顺皮纹方向切开,勿损伤重要的解剖结构。

(3)一般切开至黏膜下或皮下即可,按脓肿位置用血管钳直达脓腔后再行钝性分离,以扩大创口。

(4)手术操作应准确、轻柔。切开面部危险三角区的脓肿后,严禁挤压,以防感染扩散。

(四)关键步骤

1.确定脓肿切开的部位

应选择脓肿波动感最明显处进行切开。切开时,用手术刀在脓肿上方垂直向下进刀,切开一个小口,主要目的是先行引流出部分脓液,减少局部皮肤表面张力。注意:进刀时不要过深,以免因穿透脓腔底部而损伤正常组织。

2.延长切口时,应采用反挑法进行

操作中翻转刀片,使刀刃朝上,由内向外挑开脓肿壁,可起到延长切口、彻底排出脓液的作用。

二、脓肿切开技术的基本操作

【情境案例】

李先生,42岁,被诊断患背部皮下脓肿,拟接受手术治疗,现已俯卧在手术台上。请为其施行脓肿切开术。

【操作目的】

(1)使脓液或腐败坏死物迅速排出体外,以达到消炎、解毒的目的。

(2)解除局部疼痛、肿胀及张力,以防止发生窒息(如舌根部、口底间隙脓肿)。

(3)进行颌周间隙脓肿引流,以免并发边缘性骨髓炎。

(4)预防感染向颅内和胸腔扩散或侵入血液循环,发生海绵窦血栓、脑脓肿、纵隔炎、败血症等严重并发症。

【操作前准备】

1.评估患者并解释

(1)评估:评估患者的生命体征,脓肿发生原因、时间及有无伴随症状。评估脓肿情况,有无异物残留及神经、血管、肌腱损伤。

(2)解释:向患者解释行脓肿切开术的目的,以取得其配合。

2.患者准备

核对、解释,取得患者配合,协助其取舒适体位。

3.环境准备

环境安全、干净整洁、光线充足。

4.自身准备

保持衣帽整洁,洗手,戴口罩,操作前戴好帽子、口罩,手术前常规刷手3遍,戴无菌手套。

5.用物准备

脓肿切开手术包(内有手术刀、止血钳、无菌注射器、无菌手套、无菌纱布、手术洞巾、治疗盘)、碘伏、无菌生理盐水、2%利多卡因、镊子或卵圆钳、胶布、凡士林纱布(引流条)。

【操作步骤】

脓肿切开技术的操作步骤见表3-6。

表3-6 脓肿切开技术的操作步骤

	步骤	要点	注意事项
脓肿切开前准备	1.自身准备	戴帽子、口罩,洗手	●戴好帽子,确保头发不外露。 ●戴好口罩,确保口、鼻不外露。 ●正确用七步洗手法洗手
	2.核对、解释	告知患者手术的目的并取得配合	●正确核对患者信息。 ●解释脓肿切开的目的

续表

步骤		要点	注意事项
脓肿切开操作过程	1. 确定切口部位	应选择脓肿波动感最明显处进行切开	●正确选择脓肿切开部位
	2. 消毒手术区域	取碘伏棉球或纱布消毒,以切口为中心,由外向内行常规消毒3遍,消毒范围距离脓肿周围5 cm	●消毒方向正确。 ●消毒次数正确。 ●消毒范围合适
	3. 戴无菌手套	—	●正确戴无菌手套
	4. 铺洞巾	在脓肿切开区铺洞巾	●让助手打开脓肿切开包。 ●取出并铺上洞巾
	5. 进行局部麻醉	用2%利多卡因行局部浸润麻醉	●取无菌注射器,吸取2%利多卡因,沿伤口行局部浸润麻醉(需回吸无血)。 ●由远处向脓腔附近缓慢推进,直至切口的另一端,避免针头接触感染区域
	6. 抽取标本	用5 mL注射器穿刺脓肿中央,确定脓腔部位,留取脓液做细菌学检查	●正确选择注射器型号。 ●正确确定脓腔部位。 ●抽取脓液做细菌学检查
	7. 安装刀片	—	●正确使用持针钳。 ●正确选择手术刀柄、刀片。 ●正确安装手术刀片,刀片未断裂
	8. 切开排脓	用手术刀于脓肿中央刺入,然后用手术刀向上反挑并切一小切口,即可排出脓液	●反挑切开,持刀方法正确。 ●垂直进刀,进刀方法正确。 ●根据探查结果用刀延长切口至脓肿边界,以引流通畅为原则切开脓腔内的纤维隔膜,以通畅引流(口述)
	9. 冲洗脓腔	用3%过氧化氢冲洗脓腔,再用无菌生理盐水冲净	●正确选择冲洗液。 ●冲洗顺序正确
	10. 包扎伤口	向脓腔内填塞凡士林纱布,松紧度以不出血为宜;由外向内消毒切口周围皮肤;用无菌纱布覆盖伤口,用胶布固定,撤下洞巾	●纱布松紧度适宜。 ●消毒顺序正确。 ●胶布固定牢固。 ●撤下洞巾方法正确,避免掀起伤口上的纱布

步骤	要点	注意事项
脓肿切开后处理	1. 告知注意事项	—	● 避免过度焦虑，饮食宜清淡。 ● 对填塞的纱布不可随意取下。 ● 保持敷料清洁、干燥。 ● 若敷料被浸湿，则应及时联系医护人员进行更换
	2. 整理用物，脱手套，洗手，记录	—	● 整理清创用物，按规定处理各类用物。 ● 正确脱下手套，避免污染。 ● 正确用七步洗手法洗手。 ● 及时、准确记录

【注意事项】

（1）如果是位置较深的脓肿，则在切开前需要穿刺抽取脓液，以确定脓肿的位置。穿刺方法：先在穿刺部位常规消毒 3 遍，然后持 5 mL 注射器在拟定的穿刺点上缓慢进针，边进针边回抽，抽出脓液后，即可确定脓肿部位，最后再将抽取的脓液送检。

（2）切开脓肿时，不要做经关节区的纵行切口，以免引发瘢痕挛缩，影响关节的运动功能。

（3）脓肿切开引流应遵循无菌技术操作原则，防止发生混合感染。

（4）对填入脓腔中的纱布数量，要准确地记录在手术记录中，术后换药时需要全部取出。如脓腔较大，则可将纱布连接在一起，以防有个别纱布被遗漏在脓腔内。

（5）对填入脓腔的纱布，应在 24 ~ 48 h 后取出，置换纱布或引流条。

三、考核评价标准

脓肿切开技术技能考核评价标准见表 3 - 7。

表 3 - 7　脓肿切开技术技能考核评价标准

项目		项目总分	要求	分值	得分	备注
素质要求		5	● 衣帽整洁、仪表大方、举止端庄。 ● 语言柔和恰当、态度端正认真	3 2		
操作前准备	环境准备	2	● 环境准备叙述无误	2		
	用物准备	2	● 用物齐备、摆放符合操作要求	2		
	医护人员准备	4	● 戴好帽子，确保头发不外露。 ● 戴好口罩，确保口、鼻不外露。 ● 正确用七步洗手法洗手	1 1 2		
	患者准备	2	● 告知患者手术目的并取得配合	2		

项目		项目总分	要求	分值	得分	备注
操作过程	确定位置	4	●应选择脓肿波动感最明显处进行(口述)	4		
	消毒术区	9	●取碘伏棉球或纱布消毒,以切口为中心,由外向内消毒。 ●行常规消毒3遍。 ●消毒范围距离脓肿周围5 cm	3 3 3		
	戴手套	2	●正确戴无菌手套	2		
	铺洞巾	5	●让助手打开脓肿切开包。 ●取出并铺好洞巾	2 3		
	进行局部麻醉	8	●取无菌注射器,吸取2%利多卡因,沿伤口行局部浸润麻醉(需回吸无血)。 ●由远处向脓腔附近缓慢推进,直至切口的另一端,避免针头接触感染区域	5 3		
	抽取标本	8	●用5 mL注射器穿刺抽脓。 ●穿刺部位为脓肿中央。 ●留取脓液做细菌学检查(口述)	3 2 3		
	安装刀片	6	●使用持针钳安装刀片。 ●手术刀柄、刀片选择正确。 ●手术刀完整、牢固,刀片未断裂	2 2 2		
	切开排脓	12	●反挑切开,持刀方法正确。 ●垂直进刀,进刀方法正确。 ●根据探查结果用刀延长切口至脓肿边界,以引流通畅为原则切开脓腔内的纤维隔膜,以通畅引流(口述)	4 3 5		
	冲洗脓腔	6	●用3%过氧化氢冲洗脓腔。 ●再用无菌生理盐水冲净	3 3		
	包扎伤口	12	●向脓腔内填塞凡士林纱布,纱布松紧度以不出血为宜(口述)。 ●由外向内消毒切口周围皮肤。 ●用无菌纱布覆盖伤口,用胶布固定。 ●撤下洞巾	4 4 3 1		

续表

项目		项目总分	要求	分值	得分	备注
操作后处理	进行健康宣教	4	●避免过度焦虑,饮食宜清淡。 ●对填塞的纱布不可随意取下。 ●保持敷料清洁、干燥。 ●若敷料被浸湿,则应及时联系医护人员进行更换	1 1 1 1		
	整理用物	4	●整理清创用物,按规定处理各类用物。 ●正确脱下手套,避免污染。 ●正确用七步洗手法洗手。 ●及时、准确记录	1 1 1 1		
评价		5	●主动进行自我介绍,用语文明,态度和蔼。 ●操作时应注重无菌观念,动作应轻柔、规范,体现爱护患者的意识。操作结束后告知患者相关注意事项。 ●着装整洁、仪表端庄、举止大方、认真细致,表现出良好的职业素质。 ●操作时间 <10 min	1 1 1 2		
关键缺陷		—	●切开脓肿前需抽吸脓液做细菌学检查;切开脓肿时,执刀方式需用反挑式;操作过程中需遵守无菌技术操作原则			
总分		100	—	—	阅卷:	

达标测试

选择题

1.进行脓肿切开引流时,下列操作不正确的是(　　　)

A.术者进行外科洗手后戴好无菌手套

B.用碘伏消毒手术区域2遍

C.进行局部麻醉时从远处逐渐向脓腔附近推进

D.在波动最明显处做切口

E.对位置较深的脓肿,在切开前需要穿刺并抽取脓液

2.进行脓肿切开引流时需用(　　　)

A.橡皮片引流　　　　　B.干纱布引流　　　　　C.凡士林纱布引流

D.烟卷引流　　　　　　E.橡皮管引流

3. 下列关于脓肿切开引流的说法,错误的是( )

A. 在波动最明显处做切口　　　　　B. 切口应有足够长度并在最低位

C. 切口一定要与皮纹平行　　　　　D. 切开深部脓肿前,需先进行穿刺抽脓

E. 切开脓肿后用手指将脓腔内的纤维隔膜分开

4. 下列有关脓肿切开引流操作的说法,正确的是( )

A. 最好选择在伤口外切开,这样有助于引流

B. 做切口时应注意勿损伤下颌缘支及颌外动脉、面前静脉等

C. 切口的位置应选择在脓肿的高位、愈合后瘢痕隐蔽的位置

D. 切开至黏膜下或皮下,可锐性分离、扩大创口

E. 切开面部危险三角区的脓肿后,只能进行轻度挤压,以保证引流通畅

5. 下列关于脓肿切开引流的描述,不恰当的是( )

A. 尽可能选择切口内引流　　　　　B. 切口部位应尽可能隐蔽

C. 切口长度应尽可能小　　　　　　D. 应顺皮纹切开面部脓肿

E. 勿损伤重要解剖结构

6. 下列关于脓肿切开引流要求的相关叙述,不正确的是( )

A. 切口位置应在脓腔的重力低位

B. 一般切开至黏膜下或皮下即可

C. 切口长度取决于脓肿部位的深浅与脓肿的大小

D. 应尽力选用切口外引流

E. 应顺皮纹方向切开面部脓肿

7. 如需对咬肌间隙脓肿进行切开引流,则切开的位置应是( )

A. 下颌支后缘绕过下颌角、距下颌下缘 2 cm 处

B. 口内翼下颌皱襞内侧

C. 下颌骨下缘下 1~1.5 cm 处

D. 下颌骨下缘上 2 cm 处

E. 口内翼下颌皱襞处

8. 下列情况不是脓肿切开引流的适应证的是( )

A. 可能发生感染的污染创口　　　　B. 较浅小的无菌创口

C. 留有无效腔的创口　　　　　　　D. 止血不全的创口

E. 行脓肿切开的创口

9. 去除负压引流的指征是(　　)

A. 术后48 h

B. 术后24 h

C. 24 h内引流量不超过30 mL

D. 24 h内引流量不超过50 mL

E. 24 h内引流量不超过70 mL

10. 下列是换药的适应证的是(　　)

A. 伤口渗血较多或有大量分泌液溢出　　　B. 疑有血肿形成或感染

C. 敷料松脱　　　D. 伤口剧痛,需要观察伤口

E. 以上均是

第四节　换药、拆线技术

一、换药、拆线技术的相关理论知识

(一)概念

1. 换药技术

换药技术又称更换敷料技术,包括检查伤口、去除脓液和分泌物,清洁伤口及覆盖敷料,是预防和控制创面感染、消除妨碍伤口愈合因素、促进伤口愈合的一项重要外科技术。对一般伤口2~3 d换一次药;对污染伤口1 d或隔天换1次药;对感染创面或分泌物过多的创面1 d换数次药。

2. 拆线技术

拆线技术指伤口愈合后,将缝合伤口皮肤表面不可吸收的缝合线拆除的技术。拆线时间:头部、面部、颈部皮肤切口4~5 d;下腹部、会阴部切口6~7 d;上腹部、胸部切口7~9 d;四肢、背部切口10~12 d;腹部减张缝线14 d。

(二)换药、拆线技术的操作原则

1. 换药原则

换药时遵守无菌技术操作原则(含取无菌物品的方法)。多个患者的换药顺序为由清洁到污染。换药应按一定的先后顺序进行,即:先换无菌伤口,后换污染或感染伤口;

先换简单伤口,后换复杂伤口;先换一般感染伤口,后换特殊感染伤口。对污染严重的伤口要低位放置橡胶片引流。

2. 拆线原则

遵守无菌技术操作原则,按时拆线,减少异物刺激和瘢痕形成。若伤口尚未愈合,则未到拆线时间。拆线时不可将暴露在体外的缝合丝线拉进体内,以防止发生逆行性感染。拆除缝合线前、后都要消毒。

二、换药、拆线技术的基本操作

【情境案例】

陈女士,29 岁,3 d 前下班骑电动车回家途中不慎摔倒,致使小腿擦伤,当天在某医院门诊进行了伤口清洗、缝合并包扎处理,处理后第 10 天伤口愈合,到该医院换药、拆线。请根据她的情况正确为其进行换药及拆线。

【操作目的】

(1)学会消毒伤口及更换敷料。

(2)学会拆线。

(3)强化无菌观念。

【操作前准备】

1. 评估患者并解释

(1)评估:评估患者的生命体征及伤口愈合情况。

(2)解释:向患者解释进行换药、拆线的目的,以取得配合。

2. 患者准备

病情稳定,取有利于操作和患者感到舒适的体位。

3. 环境准备

环境清洁、安静、明亮。

4. 自身准备

保持衣帽整洁,洗手,戴口罩。

5. 用物准备

用物准备齐全且在有效期内,符合无菌操作要求。用物包括一次性治疗巾 1 个,清洁手套 1 副,换药碗或换药盘 2 个,有齿、无齿镊各 1 把或止血钳 2 把,手术拆线剪 1 把,外用皮肤消毒液,生理盐水,无菌棉球若干,根据伤口所选择的药物、敷料、胶布、剪刀、石蜡油、无菌棉签等。

【操作步骤】

换药、拆线技术的操作步骤见表3-8。

表3-8 换药、拆线技术的操作步骤

步骤	要点	注意事项
1. 核对	核对患者信息,核对用物名称、有效期	●先核对患者信息,再核对用物
2. 铺一次性治疗巾	保持床单位清洁	●将治疗巾正面朝上,帮助患者取合适体位,暴露伤口
3. 观察伤口	瘢痕表皮增生、形成痂皮、伤口缩小、肉芽组织增生等	●揭开敷料,观察伤口愈合情况
4. 再次洗手	—	●正确用七步洗手法洗手
5. 去除敷料	用手移去外层敷料,将污染敷料内面向上,放在盛污物的治疗碗或弯盘内。用镊子轻轻揭去内层敷料,放到污物碗中,内侧面向下	●要关心患者、与患者互动。 ●接触患者的镊子(操作镊),在后面操作过程中只能接触患者,不能接触无菌物品
6. 拆线前消毒伤口	用碘伏棉球消毒伤口皮肤及线结外露部分两三遍	●用镊子夹取碘伏棉球(用左手传递镊,夹取碘伏棉球;用右侧接触伤口的镊子接碘伏棉球)。 ●由内向外消毒伤口、缝线、针眼及周围的皮肤3~5 cm,擦拭两三遍
7. 观察伤口情况	伤口愈合后可以拆线	●伤口愈合的表现及症状主要包括瘢痕表皮增生、形成痂皮、伤口缩小、肉芽组织增生等
8. 拆线	一手持无菌钳,夹住线头轻轻提起,露出嵌入皮肤缝线少许,另一手持剪刀在线结下剪断缝线	●左手用镊子轻轻提起线结,使原来在皮下的一小部分缝线露出,然后右手用拆线剪贴着皮肤将新露出的缝线剪断
9. 拉线	向切口方向拉出线头	●缝线被剪断后,左手持镊子将缝线朝向剪断缝线的一侧抽出,注意动作轻柔
10. 拆线后消毒伤口	用碘伏棉球消毒伤口皮肤	●清洁伤口,用碘伏棉球由内向外消毒皮肤3~5 cm
11. 包扎伤口	用敷料遮盖伤口,用胶布固定	●用无菌敷料遮盖伤口,用胶布固定。 ●用纱布覆盖敷料,覆盖纱布要整洁美观。 ●用胶布固定,贴胶布方向与肢体或躯干长轴垂直,长短适宜
12. 整理床单位	—	●告知患者拆线结束,适当整理衣物,遮挡住暴露的躯体
13. 处理用物	—	●将更换下来的敷料集中放于弯盘并倒入污物桶内
14. 洗手、记录	—	●记录更换敷料及拆线的时间

【注意事项】

(1)严格执行无菌操作,彻底清洗伤口周围皮肤上的污垢及异物。

(2)多个患者的换药顺序为由清洁到污染。

(3)对污染严重的伤口要低位放置橡胶片进行引流。

(4)应沿不可逆切口方向拉线头,以免伤口裂开。

(5)胶布粘贴方向与肢体和躯干纵轴垂直。

(6)分类处理废弃物。

三、考核评价标准

换药、拆线技术技能考核评价标准见表3－9。

表3－9　换药、拆线技术技能考核评价标准

项目		项目总分	要求	分值	得分	备注
素质要求		5	●衣帽整洁、仪表大方、举止端庄。 ●语言柔和恰当、态度端正认真	3 2		
操作前准备	环境准备	3	●环境准备叙述无误,第一次核对患者信息,有观察伤口的过程	3		
	物品准备	2	●备齐用物,换药包摆放符合操作要求	2		
	医生准备	2	●洗手,戴口罩	2		
操作过程	再次核对	3	●正确摆放体位,充分暴露伤口部位	3		
	换药消毒	20	●打开换药包,取酒精棉球或碘伏棉球。 ●正确铺一次性治疗巾。 ●正确用手揭去外层敷料。 ●再次洗手(七步洗手法)。 ●正确消毒2遍	3 3 3 3 8		
	剪线	10	●正确使用手术剪。 ●剪线时位置正确、无污染	5 5		
	拉线	20	●拉线方法正确。 ●无污染。 ●关心患者,与患者有沟通	8 8 4		
	换药消毒	8	●正确消毒2遍	8		

项目		项目总分	要求	分值	得分	备注
操作后处理	包扎伤口	5	●用无菌敷料遮盖伤口。 ●用胶布固定	3 2		
	清理用物	12	●协助患者穿好衣裤。 ●将敷料丢弃到指定医疗废弃物区域。 ●洗手、记录	4 4 4		
评价		10	●动作轻巧、稳重、准确、安全,无污染。 ●换药及拆线操作熟练、规范,应变能力强。 ●操作时间 < 8 min	4 4 2		
关键缺陷		—	●无菌观念差,消毒顺序及拆线操作过程错误或造成严重污染为不及格	—		
总分		100	—	—	阅卷:	

达标测试

选择题

1. 常用于普通伤口换药的酒精浓度为(　　　)

A. 20%　　　　　　　　B. 50%　　　　　　　　C. 75%

D. 95%　　　　　　　　E. 70%

2. 正常无菌手术术后第一次换药的时间是(　　　)

A. 当天　　　　　　　　B. 第 2 天　　　　　　　C. 第 3 ~ 5 天

D. 第 7 天　　　　　　　E. 第 10 天

3. 可用于肉芽创面湿敷的是(　　　)

A. 2% 碘酒　　　　　　　B. 75% 酒精　　　　　　C. 0.9% 氯化钠

D. 20% 酒精　　　　　　E. 5% 葡萄糖

4. 揭开内层敷料的方法正确的是(　　　)

A. 向上揭开　　　　　　B. 顺伤口长轴揭开　　　　C. 垂直于伤口长轴揭开

D. 向下揭开　　　　　　E. 任意方向都可

5. 使用操作镊与传递镊拧干棉球时应该(　　　)

A. 操作镊高于传递镊　　　B. 操作镊低于传递镊

C. 操作镊平行于传递镊　　D. 传递镊可以接触皮肤　　E. 以上均对

6.换药伤口周边皮肤消毒的范围应达到(　　)

　A.1 cm　　　　　　　　B.2 cm　　　　　　　　C.4 cm

　D.5 cm　　　　　　　　E.6 cm

7.敷料覆盖伤口应达到(　　)

　A.1~2 cm　　　　　　　B.2~3 cm　　　　　　　C.3~5 cm

　D.6 cm　　　　　　　　E.10 cm

8.拆线时间正确的是(　　)

　A.头部、面部、颈部伤口4~5 d

　B.下腹部、会阴部伤口6~7 d

　C.胸部、背部伤口7~9 d

　D.四肢伤口10~12 d

　E.以上均正确

9.下列情况应延迟拆线的是(　　)

　A.严重贫血、消瘦者及轻度恶病质者

　B.严重失水或水、电解质平衡紊乱尚未纠正者

　C.老年及年幼患者

　D.咳嗽尚未控制好且有胸部、腹部切口的患者

　E.以上均正确

10.换药的适应证包括(　　)

　A.无菌手术术后3~5 d第一次换药,检查局部愈合情况,观察伤口有无感染

　B.估计手术后有刀口出血、渗血可能者,或外层敷料已被血液或渗液浸透者

　C.外科缝合伤口已愈合、需要拆除切口缝线者

　D.伤口内安放引流物需要松动、部分拔出或全部拔出者

　E.以上均正确

第四章　常用急救技术

第一节　包扎止血技术

一、包扎止血技术的相关理论知识

(一)概念

1. 包扎法

(1)包扎止血法:指用绷带、三角巾等物品,直接敷在伤口或包扎某一部位的处理措施。及时、正确的包扎方法可以达到压迫止血、减少感染、保护伤口、减少疼痛以及固定敷料和夹板等目的;反之,错误的包扎方法可导致增加出血、加重感染、造成新的损害、遗留后遗症等不良后果。

(2)绷带包扎法:主要用于四肢及手、足部伤口的包扎。分类:①环形包扎法,主要用于腕部和颈部的包扎;②"8"字包扎法,主要用于关节附近的包扎;③螺旋形包扎法,主要用于上肢和大腿的包扎;④"人"字形包扎法,多用于前臂和小腿等的包扎。

2. 止血法

(1)加压包扎法:用敷料盖住伤口,再用绷带加压包扎止血。

(2)堵塞止血法:用消毒的纱布、棉垫等敷料堵塞在伤口内,再用绷带、三角巾或四头带加压包扎,松紧度以达到止血目的为宜,常用于颈部、臀部等较深伤口的止血。

(3)指压止血法:用手指压迫出血的血管上端(即近心端),使血管闭合、阻断血流,进而达到止血目的,适用于头部、面部、颈部及四肢动脉出血的急救。

(4)屈曲加垫止血法:当前臂或小腿出血时,可在肘窝或腘窝内放置棉纱垫、毛巾或衣服等物品。屈曲关节,用三角巾或布带做"8"字形固定。注意:有骨折或关节脱位者不能使用此方法,因为它会给患者带来较大的痛苦。

(5)止血带止血法:具体如下。①橡皮止血带止血法:取气囊止血带或长 1 m 左右的橡皮管,在扎止血带部位垫一敷料,以左手拇指、食指、中指持止血带头端,以右手拉紧止血带绕肢体缠两三圈,将橡皮管末端压在紧缠的橡皮管下固定。②绞紧止血法:用布带、三角巾或者毛巾替代橡皮管,先垫衬垫,再将带子在衬垫上绕肢体一圈打结,在结下穿一短棒,旋转此短棒,使带子绞紧,直至不流血,最后将短棒固定在肢体上。千万不能用细的布条、绳索、电线等直接捆绑。

(二)包扎止血技术的操作原则

1. 包扎原则

(1)协助患者取合适体位,托扶肢体,保持于功能位。

(2)做到快、准、轻、牢。

(3)自远心端开始包扎四肢。

(4)包扎手掌、脚掌时,将指、趾端外露,以便于观察血液循环情况。

(5)包扎时要求用力均匀、松紧适度、动作轻快。

(6)打结时不能打在伤口的上方及身体的背面。

(7)用三角巾包扎时,边缘要固定,角要拉紧,中心要伸展,包扎要贴实,打结要牢固。

2. 止血带的使用原则

(1)止血带不宜直接结扎在皮肤上,应先用衬垫或者三角巾、毛巾等做成平整的衬垫,缠绕在要扎止血带的部位,然后再扎止血带。

(2)结扎止血带要松紧适度,以出血停止或远端动脉搏动消失为度。若结扎过紧,则可损伤受压局部;若结扎过松,则达不到止血目的。

(3)扎止血带的部位为上臂上 1/3,止血带压力均匀、适度,一般止血带的使用时间不宜超过 3 h,每隔 40~50 min(不超过 1 h)松解一次。止血带松解 1~3 min 后,在比原来结扎部位稍低平面重新结扎。

二、包扎止血技术的基本操作

【情境案例】

张先生,23 岁,打篮球时不慎跌伤。查体:右前臂中段掌面有一 8 cm×10 cm 大小的软组织缺损创面,创面中央呈喷射状出血,头顶部有 4 cm 长的头皮裂伤伤口,伤口中有金属异物刺入颅骨,颅骨暴露范围为 2 cm×2 cm。请正确为其包扎止血。

【操作目的】

(1)掌握不同部位的各种包扎止血方法。

（2）掌握用止血带给四肢出血患者止血的方法。

（3）掌握包扎止血原则。

【操作前准备】

1.评估患者并解释

（1）评估：评估患者的生命体征。

（2）解释：向患者解释进行包扎止血的目的，以取得配合。

2.患者准备

病情稳定，取有利于操作的体位。

3.环境准备

环境清洁、安静、明亮。

4.自身准备

保持衣帽整洁，洗手，戴口罩、手套。

5.用物准备

绷带1卷、三角巾2条、无菌大敷料1块、无菌小敷料2块、动脉止血带1根、棉垫1块、卡片1张、笔1支、乳胶手套1双。

【操作要点】

包扎止血技术的基本步骤及常用包扎止血方法见表4-1。

表4-1　包扎止血技术的基本步骤及常用包扎止血方法

项目		要点	注意事项
包扎止血技术的步骤	1.呼叫患者	判断意识	●生命体征平稳
	2.检查伤肢	检查出血、骨折情况	●骨折表现包括畸形、反常活动、骨擦音、骨擦感
	3.检查用物	用物齐全	●提前准备
	4.止血	站到患者的患侧，放上衬垫，扎止血带。左手拿橡皮带头，在头后留约16 cm；右手拉紧，环体包扎，将止血带头交给左手，用中指、食指夹住，顺着肢体往下拉，将止血带头插入环中，保证不松垮	●要求：扎止血带部位为上臂上1/3，止血带压力均匀、适度，一般止血带的使用时间不宜超过3 h，每隔40~50 min松解一次（不超过1 h）。 ●松解止血带1~3 min后，在比原来结扎部位稍低平面重新结扎
	5.填写止血标识卡	标明止血部位和时间	●标明止血部位：右上肢。 ●止血时间：___年___月___日___时___分

	项目	要点	注意事项
包扎止血技术的步骤	6. 覆盖敷料	以无菌技术操作原则取敷料并将创面覆盖完整	●敷料大小合适,创面覆盖完整(超过伤口 3 cm)
	7. 包扎(螺旋法)	用绷带以螺旋式(从远端开始先环形包扎两圈,再向近端以30°螺旋形缠绕,包扎时后一圈应覆盖前一圈的1/3或1/2,用胶布固定末端)将敷料完全包裹	●要求加压均匀、适度,绷带卷无脱落,包扎美观,敷料无外露
	8. 三角巾悬吊(前臂悬吊带)	将三角巾平展于胸前,顶角与伤肢肘关节平行,屈曲伤肢,提起三角巾下端。将两端在颈侧面打结,将顶角向胸前外折后再整理	●要求:前臂和上臂呈90°,悬吊前臂时必须将结打在颈部健侧,避开颈椎
	9. 头部三角巾帽式包扎	采用帽式包扎法,将三角巾底边折叠约3 cm宽,将底边正中放在眉间上部,将顶角拉向枕部,将底边经耳上向后在枕部交叉并压住顶角,再经耳上绕到额部拉紧打结,将顶角向上反折到底边内	●将头部敷料交叉包住异物底部,放置保护圈(纱布放置正确、适度,保护圈位置正确)。 ●松紧适度,不能包压耳郭,不能压迫异物,打平结,平结不能打在前额中间,应打在眉弓的上方
	10. 迅速转运(口述)	—	●院外急救时必须要说
常见的包扎止血方法	1. 环形包扎法	用于包扎的开始及结束时,适用于肢体较小、粗细大致相等的部位(如手、足、腕部、胸部、颈部及额部等)的包扎	●操作时用左手拇指将绷带头端固定于需包扎部位,右手连续环形包扎局部,将绷带做环形重叠缠绕,每一环均将上一环绷带完全覆盖,其卷数按需要而定。用胶布固定绷带末端
	2. 螺旋反折包扎法	用于周径不相等的部位(如前臂、小腿等)的包扎	●开始先做1周环形包扎,再做螺旋式包扎,然后以一手拇指按住卷带上面正中处,另一手将绷带自该点反折向下,盖过前周1/3或2/3。 ●每一次反折须整齐排列成一直线,但每次反折不应在伤口与骨隆突处
	3. 回返包扎法	用于头部、指端和肢体残端等的包扎	●包扎时自头顶正中开始,来回向两侧回返,直至包埋头顶或肢体残端
	4. "8"字或"人"字包扎	"8"字包扎法用于肩、肘、膝关节部位的包扎和锁骨骨折的固定;"人"字包扎法用于拇指、手掌、足背、足跟等部位骨折的固定	●包扎手掌、脚掌时,应外露指、趾端,以便于观察血液循环情况。 ●包扎时要求用力均匀、松紧适度、动作轻快

【注意事项】

1. 止血

不宜将止血带直接结扎在皮肤上,应先用三角巾、毛巾等做成平整的衬垫缠绕在要结扎止血带的部位,然后再扎止血带。

2. 包扎

(1)一般右手握卷轴,左手提带端,实际包扎时带端向外。

(2)加绷带时,在第 1 卷绷带用完需加第 2 卷时,将第 2 卷绷带头压在上一圈绷带头下面,环绕两三周后再进行缠绕包扎。

(3)包扎颈部时禁用弹力绷带。

(4)潮湿或污染的绷带均不宜使用。

三、考核评价标准

包扎止血技术技能考核评价标准见表 4 - 2。

表 4 - 2　包扎止血技术技能考核评价标准

项目		项目总分	要求	分值	得分	备注
素质要求		5	●衣帽整洁、仪表大方、举止端庄。 ●语言柔和恰当、态度端正认真	3 2		
操作前准备	环境准备	3	●环境准备叙述无误,环境安全宽敞、干净整洁、光线充足	3		
	物品准备	2	●物品准备齐全	2		
	医生准备	2	●洗手,戴口罩、手套	2		
操作过程	评估患者	4	●判断意识,确认患者意识清楚、能配合医务人员工作(有报告)	4		
	安置体位	4	●正确摆放体位,充分暴露需止血部位	4		
	垫衬垫	4	●在扎止血带的部位垫衬垫	4		
	扎止血带	10	●扎止血带部位正确。 ●止血带压力均匀、适度。 ●手法正确	3 3 4		

续表

项目		项目总分	要求	分值	得分	备注
操作过程	填写止血标识卡	5	●止血部位和时间正确	5		
	覆盖敷料	6	●敷料选择合适。	2		
			●依据无菌技术操作原则取敷料。	2		
			●创面覆盖完整	2		
	绷带包扎	12	●扎绷带方法正确、美观。	3		
			●加压均匀、适度。	3		
			●绷带卷无脱落。	3		
			●敷料无外露	3		
	三角巾前臂悬吊	12	●前臂和上臂呈90°。	3		
			●打结在颈部健侧。	3		
			●顶角已整理。	3		
			●包扎要贴实,打结要牢固	3		
	三角巾帽式包扎	15	●敷料放置正确、适度。	3		
			●自制保护圈高度足够、放圈位置正确。	3		
			●头部三角巾帽式包扎正确、松紧适度。	3		
			●不能包压耳郭。	3		
			●不能压迫异物,应该打平结	3		
操作后	口述	2	●转运患者到医院就诊	2		
	整理用物	4	●将用物按要求整理完成	4		
评价		10	●动作轻巧、稳重、准确、安全,无污染。	4		
			●止血及包扎方法正确,动作熟练、规范,应变能力强。	4		
			●操作时间 <8 min	2		
关键缺陷		—	●止血及包扎操作步骤错误为不及格	—		
总分		100	—	—		阅卷:

 达标测试

选择题

1.对没有骨折或关节损伤的上肢或小腿出血患者采用的止血方法为(　　　)

A.止血带止血法　　　B.屈肢加垫止血法　　　C.加压包扎止血法

D. 压迫止血法 　　　　　 E. 填塞止血法

2. 包扎止血时不能用的物品是(　　)

A. 绷带 　　　　　 B. 三角巾 　　　　　 C. 止血带

D. 麻绳 　　　　　 E. 长纱布

3. 止血带止血是用弹性的橡皮管、橡皮带对上肢进行结扎,扎止血带的位置位于患者上臂的(　　)

A. 上 1/3 　　　　　 B. 上 1/2 　　　　　 C. 上 2/3

D. 上 3/4 　　　　　 E. 上 1/5

4. 如果某患者动脉出血,则下列做法可取的是(　　)

A. 等待血液在伤口处自然凝固

B. 在伤口的近心端用绷带压迫止血

C. 将患者送往医院并等待医生处理

D. 在伤口的远心端用绷带压迫止血

E. 不做任何处理,等医生来后再处理

5. 在一次灭火过程中,一名消防员下肢受伤,伤及静脉,血液连续不断地从伤口流出。此时应及时采取的暂时止血措施是(　　)

A. 压迫伤口近心端一侧的血管 　　　　　 B. 压迫伤口远心端一侧的血管

C. 只用"创可贴"处理伤口即可 　　　　　 D. 涂抹"红药水"处理伤口即可

E. 涂抹"紫药水"处理伤口即可

6. 某患者因外伤出血,血液从伤口处随心跳一股一股地涌出,血色鲜红,对其紧急抢救的方法是(　　)

A. 用手指压血管 　　　　　 B. 用止血带或绷带从伤口远心端压迫止血

C. 用止血带或绷带从伤口近心端压迫止血

D. 消毒后用纱布包扎 　　　　　 E. 以上均不对

7. 某患者因事故导致血管破裂,鲜红的血液从血管内喷射出来,则出血部位可能是(　　)

A. 动脉 　　　　　 B. 大静脉 　　　　　 C. 毛细血管

D. 毛细淋巴管 　　　　　 E. 小静脉

8. 某患者因外伤出血,血色暗红,血流缓慢,对其紧急的抢救措施是(　　)

A. 赶紧送往医院 　　　　　 B. 用指压法压住伤口远心端

C. 用消毒纱布包扎 　　　　　 D. 用止血带在伤口近心端捆扎

E. 贴"创可贴"止血

9. 结扎止血带时应做明显标记并定时放松,放松间隔时间为(　　)

A. 10～30 min　　　　　B. 40～50 min　　　　　C. 60～90 min

D. 90～120 min　　　　E. 120～150 min

10. 使用止血带的时间应尽量缩短,连续使用最长不超过(　　)

A. 1 h　　　　　　　　B. 2 h　　　　　　　　C. 3 h

D. 4 h　　　　　　　　E. 5 h

11. 绷带包扎顺序原则上应为(　　)

A. 从上向下、从左向右、从远心端向近心端

B. 从下向上、从右向左、从远心端向近心端

C. 从下向上、从左向右、从远心端向近心端

D. 从下向上、从左向右、从近心端向远心端

E. 从上向下、从右向左、从近心端向远心端

第二节　四肢骨折现场急救外固定术与脊柱损伤患者搬运

一、四肢骨折现场急救外固定术与脊柱损伤患者搬运的相关理论知识

(一)概念

1. 骨折

骨折指骨的连续性和完整性的中断。

2. 功能位

功能位指能使肢体发挥最大功能的位置。对肢体受伤后的骨折进行固定时,一般需固定在功能位,它是依据该部位功能的需要而综合考虑得出的一种位置。当肢体处于某个体位且能够很快做出不同动作时,这个体位即为功能位。

(二)判断骨折的主要依据

1. 疼痛和压痛

受伤处有明显的压痛点,移动时可感到剧痛。

2. 肿胀

内出血和骨折端的错位、重叠都会使外表呈现肿胀现象。

3.畸形

骨折时肢体发生畸形,表现出短缩、弯曲或者转向等。

4.功能障碍

原有的功能受到影响或完全丧失。

(三)四肢骨折现场急救外固定术与脊柱损伤患者搬运的原则

(1)先止血,后包扎,再固定。

(2)先包扎,后固定,再搬运。

(3)夹板长短应与肢体长短相一致,在骨突出部位要加棉垫;先包扎骨折上、下两端,后固定两关节。

(4)用绷带捆扎夹板时,绷带的松紧度以绷带上下可移动 1 cm 为宜。

(5)搬运脊柱损伤患者时,必须保持脊柱于伸直位,严禁弯曲或扭转。

二、四肢骨折现场急救外固定术与脊柱损伤患者搬运的基本操作

【情境案例】

某高速公路发生一起 2 辆小客车对向相撞的交通事故,导致多名人员受伤被困、5 辆小客车受损。目前,现场情况紧急,被撞伤者多人发生骨折(骨折部位包括四肢及脊柱)。到达现场后,请为现场受伤者进行骨折固定并安全搬运脊柱损伤患者。

【操作目的】

(1)学会四肢骨折现场急救外固定术与脊柱损伤患者搬运的方法。

(2)学会四肢骨折现场急救外固定术与脊柱损伤患者搬运的技巧。

(3)熟知四肢骨折现场急救外固定术与脊柱损伤患者搬运的注意事项。

【操作前准备】

1.环境准备

环境安全、宽敞。

2.自身准备

保持衣帽整洁,洗手,戴帽子、口罩。

3.用物准备

夹板(木质、铁质、塑料制作的夹板或固定架)、固定带、三角巾、绷带、棉垫等。若现场需要进行夹板固定,则可就地取材,将木板、树枝、竹竿等作为临时固定材料。

【操作步骤】

四肢骨折现场急救外固定术与脊柱损伤患者搬运的操作步骤见表4-3。

表4-3 四肢骨折现场急救外固定术与脊柱损伤患者搬运的操作步骤

步骤		要点
四肢骨折	1.上臂骨折固定	●将夹板放在骨折上臂的外侧,用绷带固定,再固定肩、肘关节,将一条三角巾折叠成燕尾式并悬吊前臂于胸前,将另一条三角巾围绕患肢于健侧腋下打结。若无夹板,则可用三角巾先将伤肢固定于胸壁,然后用三角巾将伤肢悬吊于胸前
	2.前臂骨折固定	●将夹板置于前臂四周,然后固定腕、肘关节,用三角巾将前臂屈曲悬吊于胸前,用另一条三角巾将伤肢固定于胸壁。若无夹板,则先用三角巾将伤肢悬吊于胸前,然后用三角巾将伤肢固定于胸壁
	3.股骨骨折固定	●①健肢固定法:用绷带或三角巾将双下肢绑在一起,在膝关节、踝关节及两腿间的空隙处加棉垫。②躯干固定法:将长夹板放于患腿外侧的足跟至腋下,将短夹板放于患腿内侧的足跟至大腿根部,用绷带或三角巾捆绑固定
	4.小腿骨折固定	●将长度由足跟至大腿中部的两块夹板,分别置于小腿内、外侧,再用三角巾或绷带固定;亦可用三角巾将患肢固定于健肢
脊柱骨折	1.脊柱骨折固定	●协助患者仰卧于木板上,用绷带将颈、胸、腹、髂及足踝部等固定于木板上
	2.脊柱骨折患者搬运	●用担架、木板或门板搬运,嘱患者将两下肢伸直,两手相握,放在身前,再将担架放在患者一侧,三人同时用手平抬患者的头颈、躯干及下肢,使患者整体平直地被托至担架上。注意:不要使患者躯干扭转,特别是勿在其处于屈曲体位时进行搬运

【注意事项】

(1)对有伤口者,应先止血、消毒、包扎,然后再固定。

(2)固定前应先将布料、棉花、毛巾等软物铺垫在夹板上,以免损伤皮肤。

(3)用绷带固定夹板时,应先从骨折的下部缠起,以减少患肢充血、水肿。

(4)应将夹板放在骨折部位的下方或两侧,并固定上、下各一个关节。

(5)固定应松紧适宜。

(6)对大腿、小腿及脊柱骨折者(搬运时必须保持脊柱于伸直位,严禁弯曲或扭转),不宜随意搬动,应临时就地固定。

(7)搬运脊柱损伤患者时,必须用硬担架或木板,不能铺垫棉被、海绵等柔软物品。

三、考核评价标准

四肢骨折现场急救外固定术与脊柱损伤患者搬运技能考核评价标准见表4-4。

表4-4　四肢骨折现场急救外固定术与脊柱损伤患者搬运技能考核评价标准

项目		项目总分	要求	分值	得分	备注
素质要求		5	●衣帽整洁、仪表大方、举止端庄。	3		
			●语言柔和恰当、态度端正认真	2		
操作前准备	环境准备	3	●环境准备叙述无误,环境安全、宽敞	3		
	物品准备	4	●用物齐备、摆放符合操作要求	4		
	医护人员准备	4	●洗手,戴口罩、帽子	4		
操作过程	上臂骨折固定	15	●观察伤口及肢体有无畸形。	2		
			●去除伤口周围污物后,覆盖无菌纱布或棉垫并包扎。	2		
			●将三角巾折叠成燕尾式。	2		
			●将三角巾中央放在前臂的中下1/3处。	3		
			●将三角巾两端在颈后打结,将前臂悬吊于胸前。	3		
			●另用一条三角巾围绕患肢上臂并于健侧腋下打结,固定患侧肩、肘关节于胸壁	3		
	前臂骨折固定	18	●观察伤口及肢体有无畸形。	2		
			●进行夹板固定前,将毛巾等软物铺垫在夹板与肢体之间。	2		
			●将夹板放在骨折前臂的外侧,夹板长度超过肘关节和手腕。	3		
			●将夹板上端固定至上臂、下端固定至手掌。	3		
			●用绷带捆扎固定夹板,先远端,后近端。	3		
			●绷带捆扎的松紧度以绷带上下可移动1 cm为宜。	3		
			●用三角巾将前臂悬吊于胸前	2		

项目		项目总分	要求	分值	得分	备注
操作过程	股骨骨折固定	15	●观察伤口及肢体有无畸形。	2		
			●分别于骨折近心端、骨折处、骨折远心端及小腿处各放一条三角巾或绷带。	4		
			●在膝关节、踝关节及两腿间的空隙处加棉垫。	2		
			●用三角巾或绷带将双下肢绑在一起。	3		
			●将结打于大腿侧面。	2		
			●用"8"字包扎法包扎踝关节	2		
	小腿骨折固定	12	●观察伤口及肢体有无畸形。	2		
			●选用2块夹板,夹板长度超过膝关节及踝关节,将之置于患肢小腿外侧和内侧。	3		
			●固定前,将毛巾等软物铺垫在夹板与肢体之间。	2		
			●夹板上端至大腿、下端至踝关节及足底。	3		
			●绷带捆扎的松紧度以绷带上下可移动1 cm为宜	2		
	脊柱骨折患者搬运	16	●评估患者的伤情。	2		
			●嘱患者将两下肢伸直,两手相握,放在身前。	3		
			●将担架放在患者一侧。	2		
			●三人同时用手平抬患者的头颈、躯干及下肢。	3		
			●整体平直地将患者托至担架上。	3		
			●确保患者躯干不扭转	3		
操作后		3	●用物处理恰当。	2		
			●洗手	1		
职业素质		5	●操作前能以和蔼的态度告知患者操作目的,取得配合。操作时注意动作轻、稳,体现爱护患者的意识。操作结束后告知患者相关注意事项,用语文明,认真细致,表现出良好的职业素质	5		
总分		100	—	—	阅卷:	

达标测试

选择题

1.脊柱损伤患者的正确搬运方法是(　　　)

A.二人分别抱头、抱足,将之平放于硬板上搬运

B.三人用手分别托住患者的头、肩、臀和下肢,动作一致地将患者搬起、平放于硬板或担架上搬运

C.一人抱起患者,放于硬板上搬运

D.二人用手分别托住患者的头、肩、臀和下肢,将之平放于帆布担架上搬运

E.无搬运工具时可背负患者搬运

2.下列关于骨折现场固定的说法,错误的是(　　　)

A.先止血,后包扎,再固定

B.先包扎,后固定,再搬运

C.夹板长短与肢体长短相一致,在骨突出部位要加棉垫

D.搬运脊柱损伤患者时,必须保持脊柱于伸直位,严禁弯曲或扭转

E.先固定两关节,再扎骨折上、下两端

3.下列不属于骨折诊断依据的是(　　　)

A.疼痛和压痛　　　　　　B.肿胀　　　　　　　　C.反跳痛

D.畸形　　　　　　　　　E.功能障碍

4.使用包扎止血法时不能用的物品是(　　　)

A.绷带　　　　　　　　　B.三角巾　　　　　　　C.止血带

D.麻绳　　　　　　　　　E.夹板

5.搬运脊柱骨折患者时禁用的方法是(　　　)

A.用平托法将患者移至木板上　　　B.用平托法将患者移至担架上

C.多人用手同时平托搬运　　　　　D.一人抬头、另一人抬足搬运

E.将患者的躯干整体滚动搬运

6.固定骨折部位时,夹板放置的位置正确的是(　　　)

A.应固定上、下各一个关节　　　　B.应固定上一个关节

C.应固定下一个关节　　　　　　　D.无须固定关节

E.应固定肢体所有关节

7.用绷带固定夹板时,应先从骨折下部缠起,目的是(　　)

A.防止发生缺血　　　　　　　　B.防止发生畸形

C.减轻患肢水肿　　　　　　　　D.防止发生坏死

E.防止发生感染

8.搬运脊柱损伤患者时必须用(　　)

A.硬担架　　　　　　B.推车　　　　　　C.轮椅

D.布单　　　　　　E.麻绳

9.固定骨折部位时,在骨突出部位加棉垫的目的是(　　)

A.防止损伤加重　　　B.防止发生出血　　　C.防止发生感染

D.防止损伤皮肤　　　E.防止损伤神经

10.用绷带捆扎夹板时,松紧度以绷带上下可移动的范围为(　　)

A.0.5 cm　　　　　　B.1 cm　　　　　　C.1.5 cm

D.2 cm　　　　　　E.2.5 cm

第三节　气道异物梗阻的处理（海姆立克急救法）

一、气道异物梗阻的相关理论知识

(一)概念

1.气道异物

气道异物指进入气管或支气管内的外来物体。

2.容易发生气道异物梗阻的情况

(1)幼儿气道异物梗阻的发生率较高,原因在于幼儿的会厌软骨发育不成熟,功能尚不健全,如果给其花生米、黄豆等食物,易致吞咽时食物误入气管,造成气道异物梗阻。

(2)成人或儿童吃饭时看视频、讲话或狼吞虎咽等,容易发生呛咳或气道异物梗阻。

(3)老年人因疾病常年卧床、吞咽功能下降,如果食用不易吞咽的食物,如汤圆、月饼、馒头等,则容易造成气道异物梗阻。

3.海姆立克急救法

海姆立克急救法是一种清除上呼吸道异物的急救方法。

　　海姆立克急救法的原理主要是冲击患者的上腹部,令膈肌迅速上抬,使胸腔内的压力突然增加。因为胸腔是密闭的,只有气管一个开口,所以胸腔(气管和肺)内的气体就会在压力作用下涌向气管,从而给气道一股向外的冲击力,促使阻塞气道的异物排出。

(二)海姆立克急救法的操作原则

(1)海姆立克征象为"三不能"(不能说话、不能呼吸、不能咳嗽)+"V"形手。

(2)珍惜"4 min 黄金救治期",迅速给予海姆立克急救法施救,可以提高抢救的成功率。

(3)不同年龄的患者施救方法不同。

二、海姆立克急救法的基本操作

【情境案例】

　　王先生,37 岁,当日下午,吃红薯时因大笑而把红薯块呛进气管,当时就出现气促、发绀症状,并很快昏迷。家属赶紧将其送到医院,此时王先生已是深昏迷,血氧测不到,心率缓慢且需要药物维持。请根据王先生的情况给予正确的护理措施。

【操作目的】

(1)抢救突然被异物卡喉、气道完全梗阻的患者。

(2)防止发生窒息、吸入性肺炎等并发症,改善肺通气及呼吸功能。

【操作前准备】

评估患者并解释,具体内容如下。

(1)快速识别是否属于气道异物梗阻。

(2)迅速呼救,记录抢救时间。

(3)针对不同年龄患者用相应方法实施海姆立克急救法。

(4)注意避免引发二次损伤。

(5)评估环境是否安全。

【操作步骤】

海姆立克急救法的操作步骤见表 4 - 5。

表 4 - 5　海姆立克急救法的操作步骤

步骤	要点	注意事项
1. 评估	巡视病房,当发现患者被异物卡喉(呈海姆立克征象:双手或一手捂住脖子)时,记录时间	●具备应急状态

步骤	要点	注意事项
2. 进一步核实	(1)立即呼救(口述):"快来人,快去通知医生,这里有人被异物卡喉了。" (2)判断患者的意识状况及气道梗阻的程度,观察并询问患者:"您被异物卡住了吗?" (3)(口述)如患者点头表示"是的"或患者不能说话,面色、口唇发绀,呼吸微弱或暂停,则应立即实施海姆立克急救法	●反应迅速、果断
3. 实施抢救	(1)1岁以上患者。①环抱法:使患者站立,施救者站在患者背后,脚呈弓步状,将前脚置于患者双脚间。一手握拳,放在患者胸骨下腹部正中线、肚脐上方2 cm,另一手握住前一手的拳头,两手急速冲击性地向内上方压迫患者的腹部,反复有节奏、有力地进行,借助形成的气流将异物冲出(图4-1)。②卧位法:协助患者取仰卧位;施救者面对患者,两腿分开,跪在患者大腿外侧的地面上,双手手掌叠放在患者肚脐稍上方,向下、向前快速挤压,挤压后随即放松(图4-2)。③拍背法:一手环抱患者,让其身体稍微前倾,使重力落到自己的胳膊上,另一手拍打其肩胛骨的中间位置,连续5次。 (2)1岁以内患者。将其身体与头、颈部同时翻转至施救者的另一侧手臂上,用手托住其腹部,使其头略低,另一手拍打其肩胛骨的中间位置,连续5次。若无效,则用手托住其背部,使其头部略低于胸部,用小指及拇指按压,按压部位为患者两乳头连线中点的下方,用冲击性的按压方法连续按压5次。如果异物还没有排出,则再次翻转按压,反复数次,直到异物被排出。此方法必须在异物卡死气管的情况下才能进行,且必须在4 min内完成(图4-3)。 (3)孕妇或体胖者。对极度肥胖及怀孕后期发生气道异物梗阻的患者,应当采用胸部冲击法。操作时姿势不变,将左手的虎口贴在患者胸骨下端,注意不要偏离胸骨,以免造成肋骨骨折。采用胸部冲击法,冲击位置与做心肺复苏时胸外按压的位置大致相同。对怀孕及肥胖者,若无法环抱其腹部,则可在胸骨下半段中央处垂直向内做胸部按压(图4-4)。 (4)自救。就近寻找到一个固定的物体,如椅子,将自己的胸骨下方抵在椅子的边缘上,两只手抓紧椅背,快速冲击,压迫腹部,直至异物排出(图4-5)	●海姆立克急救法仅适用于气道异物梗阻的患者,不能用于食管异物梗阻的紧急处理,且不要在看似气道梗阻,但仍能说话、呼吸的患者身上使用。 ●一旦用海姆立克急救法不能将异物排出,且患者的呛咳和呼吸困难还在持续,就应立即将患者送往医院紧急抢救或拨打"120"求救。 ●海姆立克急救法可能会给患者带来一定的伤害,尤其对老年人,因其胸、腹部组织的弹性和顺应性差,按压可能导致肋骨骨折,以及胸腔或腹腔内器官的破裂、出血,故发生气道异物梗阻时,应首先采取其他方法排出异物,在其他方法无效且患者情况危急时,才考虑使用海姆立克急救法

步骤	要点	注意事项
4.操作结束后处理	保持呼吸道通畅,必要时给予吸氧及心理护理	●消除患者的紧张情绪
5.进行健康宣教	(1)避免幼儿在进食时哭闹、嬉笑、跑跳、受惊吓等,吃饭要细嚼慢咽。 (2)不要给幼儿吃整粒的豆子、花生、瓜子等食物,更不能带壳给孩子玩,不要强迫喂药。这些都容易导致幼儿气道异物梗阻。 (3)在幼儿的活动范围内应避免存放小物品,如小纽扣、图钉等,教育幼儿不要把小玩具放入口中,以防止出现意外。 (4)成年人应改掉工作时咬小物品等物品的习惯,以防发生意外	●宣教时贴近生活,学会共情

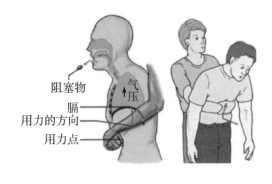
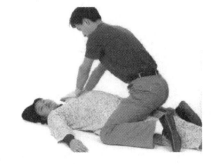

图4-1　环抱法　　　　　　　　　图图4-2　卧位法

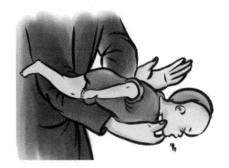
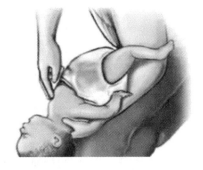

图4-3　对婴儿的操作

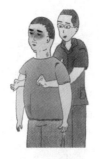
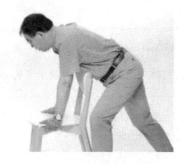

图4-4 对孕妇或体胖者的操作　　　图4-5 自救

【注意事项】

(1)海姆立克急救法不能用于看似气道梗阻,但仍能说话、呼吸的患者。

(2)在做海姆立克急救法无效时,应立即将患者送往医院或拨打"120"求救。

(3)因海姆立克急救法可能会给患者带来伤害,故应注意动作的规范与适度。

三、考核评价标准

海姆立克急救法技能考核评价标准见表4-6。

表4-6 海姆立克急救法技能考核评价标准

<table>
<tr><th colspan="2">项目</th><th>项目总分</th><th>要求</th><th>分值</th><th>得分</th><th>备注</th></tr>
<tr><td colspan="2">素质要求</td><td>5</td><td>●衣帽整洁、仪表大方、举止端庄。
●语言柔和恰当、态度端正认真</td><td>3
2</td><td></td><td></td></tr>
<tr><td rowspan="3">操作前准备</td><td>环境准备</td><td>3</td><td>●环境准备叙述无误,环境整洁、安静、安全</td><td>3</td><td></td><td></td></tr>
<tr><td>物品准备</td><td>4</td><td>●用物齐备、摆放符合操作要求</td><td>4</td><td></td><td></td></tr>
<tr><td>护士准备</td><td>4</td><td>●洗手,戴口罩,表现出应急紧迫状态</td><td>4</td><td></td><td></td></tr>
<tr><td rowspan="2">操作过程</td><td>评估</td><td>5</td><td>●巡视病房,当发现患者被异物卡喉(呈海姆立克征象:双手或一手捂住脖子)时,记录时间</td><td>5</td><td></td><td></td></tr>
<tr><td>核实准备</td><td>10</td><td>●立即呼救(口述):"快来人,快去通知医生,这里有人被异物卡喉了。"
●判断患者意识状态及气道梗阻的程度,观察并询问患者:"您被异物卡住了吗?"
●(口述)如患者点头表示"是的"或患者不能说话,面色、口唇发绀,呼吸微弱或暂停,则应立即实施海姆立克急救法</td><td>3

4

3</td><td></td><td></td></tr>
</table>

项目		项目总分	要求	分值	得分	备注
操作过程	实施海姆立克急救法	49	●急救时操作者姿势正确,手位置放置正确。	6		
			●用力适当,向下、向前快速挤压,挤压后随即放松,避免引发二次损伤。	7		
			●协助患者取仰卧位;施救者面对患者,两腿分开,跪在患者大腿外侧的地面上,位置适中,以不伤到患者为宜。	7		
			●对患儿进行拍背施救时,一只手环住患儿,让患儿身体稍微前倾,使重力落到自己的手臂上,另一只手拍打患儿肩胛骨的中间位置,连续5次,力度合适,保护患儿。	7		
			●抢救婴儿时,将其身体与头、颈部同时翻转至施救者的另一侧手臂上,姿势正确、迅速,用手托住婴儿腹部,使其头略低,用另一手拍打婴儿肩胛骨的中间位置,连续5次。	6		
			●若拍打无效,则用手托住婴儿背部,使其头部略低于胸部,用小指及拇指冲击按压,按压部位为婴儿两乳头连线中点的下方,力度适合。	6		
			●对于极度肥胖及怀孕后期发生气道异物梗阻的患者,应当采用胸部冲击法,操作时虎口的姿势恰当。	6		
			●施救时间合理、恰当	4		
操作后处理	操作结束	5	●做好心理护理。	2		
			●遵医嘱给予心电监护、吸氧等处理	3		
		7	●洗手,补写抢救记录	7		
	评价	8	●体现人文关怀,呼吸道未发生机械性损伤,紧迫感强	8		
	关键缺陷	—	●操作过程中动作粗鲁为不及格	—		
	总分	100	—	—		阅卷:

达标测试

选择题

1. 海姆立克急救法的原理是( )

A. 旋转的力量 　　　　B. 操作者使用外力 　　　　C. 用力呛咳

D. 患者自己发力 　　　　E. 冲击上腹部,令膈肌上抬,使胸腔内的压力突然增加

2. 发生窒息后的黄金抢救时间为( )

A. 1 min 　　　　B. 3 min 　　　　C. 4 min

D. 5 min 　　　　E. 8 min

3. 使用海姆立克急救法时,患者应配合( )

A. 抬高头,张开口 　　　　B. 略低头,张开口 　　　　C. 略低头,闭合口

D. 略抬高头,闭合口 　　　　E. 躺平

4. 对气道异物梗阻患儿施救时,应交替进行背部叩击和腹部冲击的次数为( )

A. 1 次 　　　　B. 2 次 　　　　C. 3 次

D. 4 次 　　　　E. 5 次

5. 对婴儿用海姆立克急救法施救时,施救者使用的部位和冲击婴儿的部位分别为( )

A. 掌根部、肩胛骨 　　　　B. 指尖、两肩胛骨间 　　　　C. 掌根部、两肩胛骨间

D. 指尖、肩胛骨 　　　　E. 指尖、肩部

6. 下列有关婴儿发生气道异物梗阻时采用的急救方法,正确的是( )

A. 背部叩击、胸部冲击法 　　　　B. 立位腹部冲击法 　　　　C. 卧位腹部冲击法

D. 立位胸部冲击法 　　　　E. 卧位胸部冲击法

7. 海姆立克急救法是快速急救手法,适用于( )

A. 窒息患者 　　　　B. 气道异物梗阻患者 　　　　C. 呕吐患者

D. 咯血患者 　　　　E. 呼吸困难患者

8. 对极度肥胖及孕妇运用海姆立克急救法时,应当采用的冲击法是( )

A. 胸部冲击法 　　　　B. 脐部冲击法 　　　　C. 背部冲击法

D. 立位腹部冲击法 　　　　E. 卧位腹部冲击法

9.对意识不清的患者,施救者可以先使患者采取的体位是(　　)

A.仰卧位 B.俯卧位 C.侧卧位

D.中凹卧位 E.膝胸卧位

10.下列不属于气道完全梗阻表现的是(　　)

A.无法说话 B.无法咳嗽 C.无法呼吸

D.面部青紫 E.肢体抽搐

第四节　中暑、淹溺患者的现场急救

项目一　中暑患者的现场急救

一、中暑的相关理论知识

(一)概念

中暑指发生在温度较高和湿度较大的环境中,以体温调节中枢障碍、汗腺功能衰竭及水、电解质丢失过多为特征的急性疾病。

(二)病因

在高温环境下,因产热增加、散热减少导致汗腺功能衰竭及水、电解质丢失而发生中暑。

(三)临床表现

1.先兆中暑

患者可出现头晕、头痛、眼花、耳鸣、口渴、恶心、胸闷、心悸、大汗淋漓、四肢无力、体温正常或略升高。

2.轻度中暑

患者体温达38 ℃以上、面色潮红、皮肤灼热、胸闷、心悸,有早期循环衰竭的表现。

3.重度中暑

(1)热衰竭:此型最常见,多见于老年人或未能适应高温者,主要因出汗过多、失水、失钠而导致周围循环衰竭。患者早期出现头痛、头晕、恶心、呕吐,继而出现胸闷、面色苍白、皮肤湿冷、脉搏细数、体位性昏厥、血压下降、手足抽搐和昏迷,体温基本上正常,也可出现高热。

(2)热痉挛:多见于健康的青壮年人,因大量出汗后,饮水过多,体液被稀释,使血液中钠和氯化物浓度降低而引起,主要表现为明显的肌痉挛,伴有收缩痛,好发于活动较多的四肢肌肉及腹肌等,以腓肠肌最常见。热痉挛常呈对称性,时而发作,时而缓解。患者意识清楚,体温一般正常,也可出现高热。

(3)热射病(热休克):多见于老年人,常发生在持续高温数天后,早期表现为大量出冷汗、高热,肛温可超过 41 ℃,继而出现皮肤干燥无汗、呼吸浅快。患者脉搏细数,可达 140 次/分,血压正常或降低,烦躁不安,意识模糊,昏迷伴抽搐。严重者可因发生肺水肿、心功能不全、弥散性血管内凝血、肾功能损害等严重并发症而死亡。

(4)日射病:头部温度较体温高,可与热射病同时存在,易发生于在烈日环境下时间过长且无防护措施者。经曝晒,患者脑组织的温度可达 40～42 ℃,但体温不一定增高。患者可出现剧烈头痛、头晕、眼花、耳鸣、呕吐、烦躁不安,严重者可发生惊厥和昏迷。

(四)救治原则

救治原则:及时、迅速降温,纠正水、电解质平衡紊乱和酸碱失衡,积极防治循环衰竭、休克等并发症。

1. 现场救治

(1)改变环境:迅速将患者撤离高温环境,安置到通风良好的阴凉处或 20～25 ℃的房间内,解开或脱去外衣,使患者取平卧位,抬高双脚。

(2)对轻症患者反复用冷水擦拭全身,直至体温低于 38 ℃,饮用含盐冰水或饮料;对体温持续在 38 ℃以上者,可口服水杨酸类解热药,如阿司匹林等。

一般先兆中暑和轻度中暑的患者经现场抢救后可恢复正常,但对疑为重度中暑者,应立即转送至医院。

2. 医院内救治

(1)降温:为抢救重度中暑患者的关键措施,降温速度可决定患者预后。通常应在 1 h 内使患者的直肠温度降至 38 ℃左右。降温措施包括物理降温和药物降温两种。

(2)改善周围循环状况:预防休克,及时补液,纠正酸中毒,防止发生弥散性血管内凝血。

（3）防治急性肾衰竭：早期快速注射 20% 甘露醇 250 mL 及静脉注射呋塞米 20 mg，保持尿量在 30 mL/h 以上。若无尿，则应进行血液透析。

3. 中暑的预防

（1）出行：避免烈日曝晒，出行前备好防晒用具，涂抹防晒霜，少穿化纤类服装；避免上午 10 点到下午 4 点在烈日下行走；老年人、孕妇、慢性病（尤其心血管病）患者，在高温季节要尽可能地减少外出活动。

（2）及时补水：不要等口渴了才喝水。一般每天喝 1.5~2 L 水。出汗较多时可适当补充一些盐水。另外，夏季人体容易缺钾，含钾茶水是极好的消暑饮品。

（3）饮食：食用含水量较高的饮食（如乳制品），既能补水，又能满足身体的营养需求；不能避免在高温环境中工作的人，应适当饮用含有铝、镁等元素的饮料。

（4）睡眠：保证充足睡眠。

二、中暑现场急救的基本操作

【情境案例】

杨先生，40 岁，进行钢板淬火工作（车间室温 36 ℃）3 h 后感到头晕、头痛，出现恶心、呕吐、大汗淋漓，随即晕倒，被同事送到医院。查体：意识不清，面色苍白，脉速（105 次/分），呼吸浅快（25 次/分），血压 80/60 mmHg，体温 39 ℃。

【操作目的】

（1）能对中暑患者的病情做出初步判断。

（2）能对中暑患者进行初步急救。

【操作前准备】

1. 用物准备

塑料袋、毛巾、冰块（或雪糕）、淡盐水。

2. 学生分组

每组 3 或 4 人，进行情境角色扮演，分别扮演患者和急救医生，模拟现场急救。

【操作步骤】

中暑现场急救的操作步骤见表 4-7。

表 4 – 7　中暑现场急救的操作步骤

步骤	要点
1. 将患者转移至通风、阴凉处	●将患者转移至树荫下或 20 ~ 25 ℃的室内
2. 脱去患者的外衣	—
3. 协助患者取平卧位,将其下肢稍抬高	●增加回心血量,增强舒适感
4. 协助患者服用含盐的冰水或饮料	—
5. 用冰水擦拭患者身体	●不可擦拭胸部、腹部、会阴部及足底
6. 在患者头上戴冰帽	—

【注意事项】

(1)轻症患者一般 3 ~4 h 可恢复;若为重症患者,则应立即将其送至医院救治。

(2)可在额部和颞部涂抹清凉油、风油精等,或服用藿香正气水等中药。

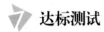 达标测试

选择题

1. 热痉挛的发病机制是(　　)

A. 缺钙

B. 周围血管扩张,循环血容量不足

C. 体内热量蓄积,体温升高

D. 大量出汗使水、盐丢失过多

E. 散热障碍

2. 治疗中暑患者时首先采取的措施是(　　)

A. 撤离高温环境

B. 立即进行静脉输液

C. 头部降温,保护脑细胞

D. 立即进行冰水浸浴

E. 用氯丙嗪降温

3. 在高热环境中工作,若大量出汗而又不补充盐分,则可使体内盐分过少,此时易引起(　　)

A. 热衰竭

B. 热痉挛

C. 日射病

D. 热射病

E. 脱水

4. 患者,男,46 岁,建筑工人,在高温、闷热的夏天进行室外工作,近日出现全身乏力,继而体温升高,有时体温可达 40 ℃以上,并出现皮肤干热、无汗、谵妄、抽搐、脉搏加快、血压下降、呼吸浅速等表现,来急诊室就诊,考虑可能是热射病(中暑高热),对其首要的治疗措施是(　　)

　　A.降温　　　　　　　　　　B.吸氧　　　　　　　　　　C.抗休克

　　D.治疗脑水肿　　　　　　　E.纠正水、电解质平衡紊乱

　　5.患者,男,45岁,特殊工种,炎热夏天在高温下工作数日,近日出现全身乏力、多汗,继而体温升高,有时体温可达40 ℃以上,并出现皮肤干热、无汗、谵妄、抽搐、脉搏加快、血压下降、呼吸浅速等表现,考虑可能是热射病(中暑高热)。热射病的"三联征"是指(　　　)

　　A.高热、无汗、意识障碍　　B.高热、烦躁、嗜睡　　　　C.高热、灼热、无汗

　　D.高热、疲乏、眩晕　　　　E.高热、多汗、心动过速

　　6.患者,男,50岁,炎热夏天,在外高空作业4 h,出现头痛、头晕、口渴、皮肤苍白、出冷汗表现,体温37.6 ℃,脉搏110次/分,血压90/50 mmHg,对其最可能的诊断是(　　　)

　　A.热衰竭　　　　　　　　　B.轻度中暑　　　　　　　　C.热痉挛

　　D.日射病　　　　　　　　　E.热射病

　　7.对中暑患者,要安置在通风、阴凉的环境中,对此环境的温度应控制在(　　　)

　　A.15 ~ 18 ℃　　　　　　　B.18 ~ 21 ℃　　　　　　　C.20 ~ 25 ℃

　　D.25 ~ 28 ℃　　　　　　　E.25 ~ 30 ℃

　　8.对中暑患者进行冰水浸浴时,若要停止浸浴,则应将体温降到(　　　)

　　A.38 ℃　　　　　　　　　　B.37.5 ℃　　　　　　　　C.36 ℃

　　D.39.5 ℃　　　　　　　　　E.38.5 ℃

　　9.患者,女,50岁,在高温天气中于室外连续工作6 h,因大量出汗而致失水、失钠等,进而引起周围循环灌注不足,这位患者的症状属于(　　　)

　　A.热痉挛　　　　　　　　　B.日射病　　　　　　　　　C.热衰竭

　　D.热辐射　　　　　　　　　E.热射病

项目二　淹溺患者的现场急救

一、淹溺的相关理论知识

(一)概念

淹溺指当人淹没于水中或其他液体中时,水、杂草、异物等堵塞呼吸道和肺泡或者由于刺激(如寒冷、惊恐等)反射性地引起呼吸道痉挛收缩,进而导致患者缺氧、窒息的过程。

（二）病因

淹溺的病因有意外落水、植物缠绕、四肢抽搐、自杀入水等。

（三）分类

1.按淹溺性质分类

按性质可将淹溺分为干性淹溺和湿性淹溺两类。

（1）干性淹溺：人入水后，因强烈刺激（如惊慌、恐惧、骤然寒冷等）引起喉痉挛而导致窒息，呼吸道和肺泡很少或无水吸入，这类淹溺者占全部淹溺者的10%。

（2）湿性淹溺：人入水后，喉部肌肉松弛，因大量水分吸入呼吸道和肺泡而发生窒息，患者数秒后神志丧失，继之发生呼吸停止和心室颤动，这类淹溺者占全部淹溺者的90%。

2.按水域不同分类

按水域不同可将淹溺分为海水淹溺和淡水淹溺两类。

（1）海水淹溺：海水内含有3.5%氯化钠和大量钙盐、镁盐，为高渗性液体。当海水被吸入肺泡后，其可引起急性肺水肿，最后导致心力衰竭而死亡。海水中的钙盐和镁盐可引起高钙血症和高镁血症。高镁血症既可导致心跳缓慢、心律失常、传导阻滞，甚至心跳停止，还可抑制中枢神经和周围神经，扩张血管和降低血压。

（2）淡水淹溺：淡水指江、河、湖泊之水，为低渗透性液体，当人体大量吸入淡水后，低渗性液体进入血液循环，血容量剧增，可引起肺水肿和心力衰竭。低渗性液体可使红细胞肿胀、破裂，发生溶血，造成高钾血症和血红蛋白血症，甚至急性肾衰竭。高血钾症可导致心搏骤停。淡水进入血液循环后稀释血液，还可引发低钠血症、低氯血症和低蛋白血症。淡水淹溺还包括淡水中含有各种有毒、有害物质的污染水淹溺，其可导致急性中毒、肺部感染和肺不张，死亡率极高。

（四）临床表现

1.呼吸系统

患者呼吸浅快或不规则，剧烈咳嗽，胸痛，淡水淹溺者多表现为咳粉红色泡沫痰、呼吸困难、发绀、两肺湿啰音、肺部叩诊浊音。

2.循环系统

患者脉细数或不能触及，心律不齐，心音低钝，血压不稳定，心力衰竭，危重者可出现心房颤动，甚至心室停搏。

3.神经系统

患者烦躁不安或昏迷，可伴有手指抽搐、肌张力增加、牙关紧闭，可出现异常反射。

4. 消化系统

患者上腹饱胀,胃内充满水,呈扩张状态。海水淹溺者口渴明显。

5. 泌尿系统

患者尿液混浊,呈橘红色,可出现少尿或无尿。严重者可造成肾功能不全。

6. 运动系统

少数患者可合并骨折或其他外伤。

(五)救治原则

救治原则:迅速将患者救出水,立即恢复有效通气,实施心肺复苏,给予对症处理。

1. 现场救治

(1)迅速将淹溺者救出水面。

(2)保持呼吸道通畅,立即清理呼吸道,将舌拉出,松解领口、内衣、胸罩及腰带。

(3)如果溺水者呼吸、心跳已经停止,则应立即进行心肺复苏,顺序为开放气道(A)—人工呼吸(B)—胸外心脏按压(C)。

(4)对于呼吸、脉搏正常的溺水者,若腹胀明显,则可催吐,必要时可送医院做胃肠减压,回家后进行漱口,喝些姜汤或热茶,并注意保暖,让患者安静入睡。如患者有咳嗽、发热等表现,则应去医院接受治疗。

2. 医院内救治

经现场初步处理后,应迅速将患者转送至附近医院,在转送途中仍需继续监护与救治。

(1)安置患者:迅速将患者安置于抢救室内,换下湿衣裤,盖被子保暖。

(2)维持呼吸功能:保持呼吸道通畅,进行有效的人工通气,及时行血气监测,必要时行气管内插管或气管切开,给予机械辅助呼吸,同时静脉注射呼吸兴奋剂。

(3)维持循环功能:将中心静脉压、动脉压和尿量进行综合分析,以指导输液。如发生心室颤动,则可行电除颤或药物除颤,必要时行胸内心脏按压术。

(4)对症治疗:具体如下。①海水淹溺:静脉滴注5%葡萄糖溶液或血浆,切忌输入生理盐水。②淡水淹溺:静脉滴注2%~3%氯化钠500 mL、全血或红细胞,减轻肺水肿与心力衰竭,严格调节输液滴速,从小剂量、低速度开始。

二、淹溺现场急救的基本操作

【情境案例】

陈先生,16 岁,半小时前在水库学习游泳时淹溺,被同伴救出后神志不清,口角有泡沫样血性液体流出。

【操作目的】

(1)能对淹溺患者的病情做出初步判断。

(2)能对淹溺患者进行初步急救。

【操作前准备】

1.用物准备

心肺复苏模型、纱布。

2.学生分组

每组 3 或 4 人,进行情境角色扮演,分别扮演患者和急救医生,模拟现场急救。

【操作步骤】

淹溺现场急救的操作步骤见表 4-8。

表 4-8 淹溺现场急救的操作步骤

步骤	要点
1.将患者救出水	●不熟悉水性者不要盲目入水救人,可借助游泳圈、竹竿等
2.保持呼吸道通畅	●立即清理呼吸道,将舌拉出,松解领口、内衣、胸罩及腰带
3.立即行心肺复苏	●心肺复苏顺序为开放气道(A)—人工呼吸(B)—胸外心脏按压(C)

【注意事项】

(1)当发生溺水时,若不熟悉水性,则可采取自救法:除呼救外,应取仰卧位,将头部向后伸,使身体露出水面。呼气要浅,吸气要深。

(2)千万不要紧张,不要将手臂上举乱扑动,这样会使身体下沉得更快。会游泳者,即使发生小腿抽筋,也要保持镇静,采取仰泳位,用手将抽筋的腿的脚趾向背侧弯曲,以使痉挛松解,然后慢慢游向岸边。

(3)抢救溺水者时,应迅速游到溺水者附近,观察清楚位置,从其后方出手救援,或投入木板、救生圈、长杆等,让落水者攀扶上岸。救人过程中要注意自身安全。

达标测试

选择题

1.对溺水所致心搏骤停者的紧急处理措施为（　　）

A.立即倒水　　　　　　　　B.应用呼吸兴奋剂

C.心内注射肾上腺素　　　　D.进行人工呼吸和胸外心脏按压

E.应用肾上腺皮质激素

2.将溺水者营救出水后,现场急救工作首先要做的是（　　）

A.注射强心针　　　　　　　B.保持呼吸道通畅

C.立即倒水　　　　　　　　D.进行人工呼吸和胸外心脏按压

E.给予电除颤

3.海水淹溺患者会出现（　　）

A.高蛋白血症　　　　　B.血液稀释　　　　　　C.血容量增加

D.高钠血症　　　　　　E.低钠血症

4.为海水淹溺患者补充血容量时应选择（　　）

A.10%葡萄糖溶液　　　B.5%葡萄糖溶液　　　　C.平衡盐溶液

D.0.9%氯化钠溶液　　　E.50%葡萄糖溶液

5.患者,男,12岁,失足落入水中,15 min后被救出,呼之不应,胸廓无起伏。抢救该患者时的首要步骤是（　　）

A.紧急呼救　　　　　　B.通畅气道　　　　　　C.进行人工呼吸

D.进行胸外心脏按压　　E.进行倒水处理

6.溺水急救首先应（　　）

A.保持呼吸道通畅　　　B.进行倒水处理　　　　C.给予口对口人工呼吸

D.进行胸外心脏按压　　E.给予强心药

7.海水淹溺患者会出现（　　）

A.高蛋白血症　　　　　B.血液稀释　　　　　　C.血容量增加

D.高钠血症　　　　　　E.低钠血症

(8~9题共用题干)

李某,男,48岁,在海水中游泳时因双脚抽搐而发生溺水,后被救生员发现救起。

8.对该患者首要的急救措施是（　　）

A.保持呼吸道通畅　　　B.立即给氧　　　　　　C.进行倒水处理

D.保暖　　　　　　　　E.纠正血容量

9.对出现心搏骤停的淹溺患者进行心肺复苏时的顺序为(　　)

A.A—B—C　　　　　　　B.A—C—B　　　　　　　C.B—A—C

D.B—C—A　　　　　　　E.C—A—B

第五节　毒蛇咬伤患者的现场急救

一、毒蛇咬伤的相关理论知识

(一)病因及中毒机制

人被毒蛇咬伤后,蛇毒经导管排于毒牙并注入机体内,随静脉和淋巴液到达全身,引起严重的全身中毒症状。

(二)分类

蛇毒是含有多种毒性蛋白质、溶组织酶以及多肽的复合物。蛇毒按照毒性可分为神经毒素、血液毒素及混合毒素三种:①神经毒素对中枢神经和神经肌肉节点有选择性的毒性作用,常见于金环蛇、银环蛇咬伤;②血液毒素对血细胞、血管内皮及组织有破坏作用,可引起出血、溶血、休克、心力衰竭等,常见于竹叶青、五步蛇咬伤;③混合毒素兼有神经毒素、血液毒素的特点,常见于蝮蛇、眼镜蛇咬伤。

(三)临床表现

1.症状

(1)局部症状:主要有伤处疼痛、组织出血、局部肿胀、有麻木感等。

(2)全身症状:主要有呼吸、循环及神经系统功能不同程度的紊乱状态,如呼吸困难、咯血、低血压、心律失常、肌肉震颤、烦躁不安、肢体瘫痪、腱反射消失等,最终导致呼吸衰竭,部分患者可出现多器官功能衰竭。

2.体征

(1)局部体征:被毒蛇咬伤处除有一般牙痕外,另有两个毒牙齿痕,局部可出现高度肿胀、水疱、淋巴结肿大、淋巴结炎和淋巴管炎等。

(2)全身体征:可出现感觉异常、肌肉震颤、言语不清、呼吸抑制、血压下降、心律失常等脏器功能衰竭表现。

(四)救治措施

1.急救措施

蛇咬伤后应当避免奔跑,保持镇静,现场立即以布带等物绑扎伤肢的近心端,布带松紧以淋巴液、静脉血能够回流为度。用3%过氧化氢或0.05%高锰酸钾溶液清洗伤口,去除毒牙及污物。对伤口深者,可切开真皮或以三棱针扎刺肿胀皮肤,再用火罐、吸乳器等抽吸,以促使毒液流出。将胰蛋白酶2000 U加入0.05%普鲁卡因20 mL,进行伤口周围皮肤封闭,以降解蛇毒、减少毒素吸收。

2. 解蛇毒药物

常用的解蛇毒药物:解蛇毒中成药(如广州蛇药、上海蛇药、南通蛇药等),可以内服或以蛇药外敷伤口周围;一些新鲜草药(如白花蛇舌草、半边莲、七叶一枝花等)也有解蛇毒作用;抗蛇毒血清有单价和多价两种,对于已知蛇类咬伤的患者可用针对性强的单价血清,否则应使用多价血清,使用抗蛇毒血清前需做过敏试验,对过敏试验阳性者,应采用脱敏注射法。

二、毒蛇咬伤现场急救的基本操作

【情境案例】

宋先生,28岁,夏季在足球场外休息时,不慎被一条蛇咬伤,伤口红肿、麻木,咬伤处有两个毒牙齿痕,他情绪十分紧张。请为宋先生进行现场急救处理。

【操作目的】

能对毒蛇咬伤患者进行初步急救。

【操作前准备】

1. 用物准备

止血带(有弹性的带子)、清水、3%过氧化氢、火罐等。

2. 学生分组

每组3或4人,进行情境角色扮演,分别扮演患者和急救医生,模拟现场急救。

【操作步骤】

毒蛇咬伤现场急救的操作步骤见表4-9。

表4-9　毒蛇咬伤现场急救的操作步骤

步骤	要点
1. 避免奔跑,保持镇静	●奔跑会加速血液循环,加快毒素扩散
2. 在伤肢近心端进行环形绑扎	●松紧以淋巴液和静脉血能够回流为度
3. 用3%过氧化氢或0.05%高锰酸钾溶液清洗伤口	●彻底冲洗
4. 对伤口深者,可切开真皮或以三棱针扎刺肿胀皮肤	●对毒蛇咬伤处不可切开,以免出血不止
5. 用火罐、吸乳器等抽吸,以促使毒液流出	●不可用嘴吸毒

续表

步骤	要点
6. 将胰蛋白酶 2000 U 加入 0.05% 普鲁卡因 20 mL,进行伤口周围皮肤封闭	● 胰蛋白酶有解蛇毒作用
7. 外敷解蛇毒中成药	● 如广州蛇药、上海蛇药、南通蛇药等

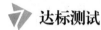

达标测试

选择题

1. 下列有关蛇咬伤患者的现场急救措施,不正确的是( )

A. 立即奔跑呼救

B. 现场立即以布带等物绑扎伤肢的近心端

C. 将胰蛋白酶 2000 U 加入 0.05% 普鲁卡因 20 mL,进行伤口周围皮肤封闭

D. 用 3% 过氧化氢或 0.05% 高锰酸钾溶液清洗伤口

E. 对伤口深者,可切开真皮或用三棱针扎刺肿胀皮肤

2. 下列不是蛇咬伤患者的临床表现的是( )

A. 伤口疼痛   B. 头晕目眩   C. 牙关紧闭

D. 呼吸衰竭   E. 伤口麻木

3. 患者,男,42 岁,在树丛中割草时不慎被毒蛇咬伤,下列现场急救措施中错误的是( )

A. 抬高患肢   B. 立即呼救   C. 就地取材,绑扎伤肢

D. 进行伤口排毒   E. 切勿奔跑

(4～6 题共用题干)

患者,男,26 岁,在树丛中行走时被蛇咬伤,局部皮肤留下一对大而深的齿痕,伤口出血不止,周围皮肤迅速出现瘀斑、血疱。

4. 对该患者应优先采取的急救措施是( )

A. 进行伤口排毒   B. 首先呼救   C. 早期绑扎伤肢近心端的肢体

D. 立即协助其奔跑到医院   E. 反复挤压伤口

5. 为延缓毒素吸收,对伤肢应( )

A. 限动并下垂   B. 抬高   C. 局部热敷

D. 与心脏置于同一高度   E. 局部按摩

6. 为降解伤口内的蛇毒，可用于伤口外周封闭的是(　　　)

A. 糜蛋白酶　　　　　　B. 胰蛋白酶　　　　　　C. 淀粉酶

D. 脂肪酶　　　　　　　E. 地塞米松

第六节　心肺复苏

一、心肺复苏的相关理论知识

(一)概念

心肺复苏又称心肺脑复苏，是针对心搏骤停患者采取的一系列急救措施，以恢复自主心搏、呼吸和中枢神经系统功能，达到挽救生命的目的。心肺复苏是抢救生命最基本的医疗技术和方法。心搏骤停是临床中最危重的急症，可能发生在任何人、任何时间和任何场所，并迅速导致死亡。尽早进行高质量的心肺复苏，可提高患者的存活机会，改善复苏后的生存质量。心肺复苏不仅是医务工作者必须掌握的急教技术，而且是需要面向社会公众普及的重要救护技术。

(二)心搏骤停的原因

1. 心源性心搏骤停

心源性心搏骤停的原因：冠状动脉粥样硬化性心脏病、急性病毒性心肌炎、原发性心肌病、先天性心脏病、风湿性心脏病及危险性心律失常等。

2. 非心源性心搏骤停

非心源性心搏骤停的原因：麻醉、手术意外、心导管检查；电击、雷击和溺水；严重的电解质平衡紊乱与酸碱平衡失调；药物中毒或过敏。

(三)心搏骤停的临床表现

心搏骤停是临床死亡的标志，发生突然，多无先兆症状。心搏骤停的主要临床表现：①意识突然丧失，深昏迷；②大动脉搏动消失；③自主呼吸停止或叹息样呼吸；④瞳孔散大并固定；⑤心音消失或心电图显示为心室颤动、心脏电－机械分离；⑥面色苍白后发绀。

意识突然丧失和大动脉搏动消失是心搏骤停最早、最严重的临床征象。若发现有人意识突然丧失和呼吸运动消失，则应立即实施心肺复苏。

二、心肺复苏的基本操作

【情境案例】

李先生,69岁,平素身体健康,于昨晚饱餐后感觉胸口憋闷、胸骨后压榨性疼痛,继而出现呼吸困难、呼吸急促、面色苍白、呼之不应。家属将其送入某医院急诊科。接诊医生快速评估其病情:意识丧失、颈动脉搏动消失、呼吸停止、血压测不出。请根据李先生的情况给予正确的抢救措施。

【操作目的】

恢复心搏骤停患者的自主循环、自主呼吸和意识;延长机体耐受临床死亡的时间,为做进一步生命支持创造条件。

1. 适应证

心搏骤停者。

2. 禁忌证

胸廓严重畸形、胸外伤引起的张力性气胸、多发性肋骨骨折、心包填塞、胸主动脉瘤破裂需立即行体外循环者,以及已行开胸手术者。

【操作前准备】

1. 评估患者

(1)患者意识突然丧失、大动脉搏动消失、呼吸停止、瞳孔散大、面色苍白。

(2)评估环境是否安全、是否适合抢救。

(3)评估患者的情况,如年龄、性别、病因、家属配合情况等。

2. 患者准备

患者平卧于硬地板上或在床上垫硬木板,去枕平卧,身体无扭曲。

3. 环境准备

环境安全、宽敞。

4. 自身准备

衣帽整洁,着装规范,有急救意识,有抢救的紧迫感。

5. 用物准备

心肺复苏模拟人、无菌纱布、弯盘、治疗盘、手电筒、血压计、听诊器、医疗垃圾桶、生活垃圾桶。

【操作步骤】

心肺复苏的操作步骤见表4-10。

表 4 - 10　心肺复苏的操作步骤

	步骤	要点	注意事项
评估患者	1. 评估	(1)患者意识突然丧失、大动脉搏动消失、呼吸停止、瞳孔散大、面色苍白。 (2)评估环境是否安全、是否适合抢救。 (3)评估患者的情况,如年龄、性别、病因、家属配合情况等	●排除不安全因素
	2. 判断意识	大声呼叫患者,轻拍患者双肩	●不可用力摇晃患者身体,应做到"轻拍重喊"
	3. 判断患者是否有呼吸及颈动脉搏动	(1)判断方法:"一听""二看""三感觉"(即听患者有无呼吸音,看胸廓有无起伏,将两指放于颈动脉上感觉有无搏动)。 (2)判断时间:检查时间不超过 10 s,计数方法为 1001、1002、1003、1004……1010	●颈动脉位于气管正中旁开 2 ~ 3 cm。检查时间至少 5 s,不超过 10 s
呼救、记录时间和安置体位	1. 呼救	若患者无意识、无呼吸、无颈动脉搏动,则立即呼救(拨打"120"急救电话,启动应急医疗服务体系)	●在院外拨打"120"求救;在院内呼叫医生和护士长
	2. 记录抢救开始时间	—	●采用 24 h 制
	3. 安置体位	将患者的头、肩、躯干作为一个整体翻转成仰卧位,头、颈、躯干在一条水平线上,将其双臂置于躯干两侧。如患者在软床上,则应在其身下垫硬木板。解开衣裤,暴露胸廓	●操作者位于患者右侧,双脚与肩同宽,身体左侧边缘与患者肩平齐
重建循环:立即给予胸外心脏按压	1. 按压部位	胸骨中下 1/3 交界处或剑突上方两横指	●位置正确
	2. 按压方法	利用身体重力向患者脊柱方向垂直下压,手臂不可弯曲,使胸骨下陷 5 ~ 6 cm(8 岁以下儿童 4 ~ 5 cm,婴幼儿 2 ~ 3 cm),迅速放松压力,使胸骨复原,放松时掌根不能离开按压部位(图 4 -6)	●按压时操作者头偏向患者一侧,观察患者的表情及病情变化
	3. 按压与放松时间比	1:1	●使胸廓充分回弹
	4. 按压通气比	30:2	—
	5. 按压频率	成人 100 ~ 120 次/分	—

步骤		要点	注意事项
开放气道	1. 判断颈部是否有损伤	—	● 注意保护患者的颈部,给予人文关怀
	2. 清理呼吸道	将患者头偏向一侧,挖出口腔内的分泌物、呕吐物,清除固体异物等	● 动作轻柔
	3. 开放气道	仰面举颏法或托下颌法	● 若患者颈部无损伤,则用仰面举颏法开放气道;若患者颈部有损伤,则用托下颌法开放气道
重建呼吸	1. 吹气方法	用按于前额的手的拇指和食指捏住患者的鼻孔,将自己的口唇紧贴于患者的口唇,不留空隙,同时观察胸廓扩张情况。放开口、鼻,操作者稍抬头部并侧转换气,待肺和胸廓自行回缩时将气体排出	—
	2. 吹气的量	每次吹气量为 500～600 mL,每次吹气应持续 1 s 以上	● 观察胸廓有无起伏
	3. 吹气频率	10～12 次/分(8 岁以下儿童为 1 次/分)	—
有效评估(5个循环后评估)	1. 摸颈动脉	判断颈动脉有无搏动,有无自主呼吸	● 有人文关怀
	2. 看瞳孔及其他	看瞳孔是否由大变小,看口唇、皮肤、甲床是否转红、转暖	● 动作轻柔
	3. 测动脉压	在 60 mmHg 及以上	● 操作正确
	4. 复苏	(1)若复苏有效,则将患者安置于舒适体位,将其头部偏向一侧。 (2)若复苏无效,则继续进行 5 个循环,30 min 后方可停止抢救	● 安置体位,将患者的头部偏向一侧
	5. 记录抢救时间	—	● 采用 24 h 制

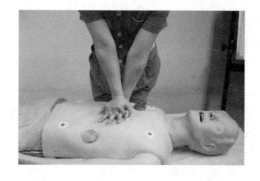

图 4-6　按压方法

【注意事项】

(1)程序正确,操作规范,动作熟练,有紧迫感。

(2)关爱患者,整理衣物,动作不粗暴,患者无损伤。

三、考核评价标准

心肺复苏技能考核评价标准见表4-11。

表4-11　心肺复苏技能考核评价标准

项目		项目总分	要求	分值	得分	备注
操作准备		10	●仪表端庄、衣帽整洁。 ●处于应急状态。 ●准备弯盘、纱布2块、手电筒	2 3 5		
操作前准备	评估环境	5	●环视四周,观察周围环境。 ●将患者双上肢展开。 ●环境安全(口述)	2 2 1		
	判断意识	5	●拍患者肩部。 ●分别对其双耳呼喊。 ●重呼轻拍(口述:无意识)	1 2 1		
	判断呼吸	5	●耳贴患者口、鼻部。 ●通过看、听、感觉判断胸部有无起伏。 ●判断有无呼吸音。 ●判断有无气体逸出。 ●判断5~10 s,确定有无自主呼吸(口述:无自主呼吸)	1 1 1 1 1		
	判断脉搏	5	●食指、中指并拢。 ●指腹位于患者的胸锁乳突肌前缘。 ●数数时间>5 s。 ●同时观察有无胸部起伏。 ●判断有无颈动脉搏动(口述)	1 1 1 1 1		
	呼救,启动应急医疗服务体系	5	●立即大声呼救,寻求他人帮助。 ●记录抢救开始时间	3 2		

项目		项目总分	要求	分值	得分	备注
操作前准备	安置体位	5	●置患者于仰卧位(口述:将患者安置于仰卧位,头、颈、躯干在同一直线上,双手放于两侧,身体无扭曲;解开衣领、腰带,暴露胸、腹部)。	2		
			●医生位于患者右侧。	1		
			●左腿外侧与患者右肩相平,两腿之间距离与医生肩同宽。	1		
			●按压时不移步	1		
	进行胸外心脏按压	20	●按压部位:胸骨中下 1/3 交界处。	3		
			●操作正确(口述)	1		
			●按压手法、姿势正确,双手掌根完全重叠,十指相扣,掌心翘起。	1		
			●两肘关节伸直。	1		
			●上半身前倾。	1		
			●垂直向下用力	1		
			●按压深度为胸骨下陷 5~6 cm。	3		
			●口述深度	1		
			●按压频率为 100~120 次/分。	3		
			●口述按压频率	1		
			●按压与放松时间比为 1:1	4		
	开放气道	10	●判断颈部有无损伤,将患者头部偏向一侧,检查口腔,清理口腔内及咽部的分泌物或异物,取下活动义齿	5		
			●开放气道,将一手小鱼际肌置于患者前额,用力使患者头部后仰。	2		
			●将另一手置于下颌骨骨性部分并向上抬。	2		
			●使下颌尖、耳垂线与地面垂直	1		
	进行人工呼吸	10	●捏住患者的鼻孔。	2		
			●用力吹气时间为 1 s。	2		
			●直至患者胸廓抬起,观察胸廓情况。	2		
			●嘴完全覆盖,不漏气,连续吹气 2 次。	2		
			●胸外心脏按压:人工呼吸 = 30:2(连续 5 个循环)	2		

续表

项目		项目总分	要求	分值	得分	备注
操作后处理	判断复苏效果	10	●颈动脉搏动恢复。 ●自主呼吸恢复。 ●瞳孔缩小。 ●面部、口唇、甲床和皮肤色泽转红。 ●整理衣物,将患者立即送往医院,接受进一步的生命支持	2 2 2 2 2		
	操作能力	5	●程序正确、操作规范、动作熟练	5		
	职业素质	5	●关爱患者,整理衣物。抢救过程中动作不粗暴,关怀、体贴患者	5		
	关键缺陷	—	●无菌观念差,操作过程中造成严重污染为不及格。 ●操作过程不会按压为不及格	—		
	总分	100	—	—	阅卷:	

达标测试

选择题

1. 进行心肺复苏时,判断及评估呼吸的时间不得超过(　　)

A. 5 s　　　　　B. 6 s　　　　　C. 8 s　　　　　D. 10 s　　　　　E. 15 s

2. 心肺复苏基础生命支持的内容包括(　　)

A. 保持呼吸道通畅、恢复循环、进行脑复苏

B. 进行人工呼吸、恢复循环、给予药物治疗

C. 恢复循环、开放气道、进行人工呼吸

D. 保持呼吸道通畅、进行人工呼吸、进行电除颤

E. 开放气道、恢复循环、给予药物治疗

3. 为了判断人工呼吸是否有效,应观察患者的(　　)

A. 瞳孔是否缩小　　　　B. 心跳是否恢复　　　　C. 胸廓是否抬起

D. 发绀是否消退　　　　E. 意识是否恢复

4. 成人心搏骤停最主要的病因是(　　)

A. 心肌病　　　　　　　B. 急性心肌炎　　　　　C. 主动脉瓣狭窄

D. 冠状动脉硬化性心脏病　　　　　　　　　　　E. 溺水

5. 实施口对口人工呼吸前行仰面举颏法的主要目的是( )

　　A. 清除食管内的异物　　　　B. 维持呼吸道通畅　　　　C. 判断有无呼吸

　　D. 检查颈动脉搏动情况　　　E. 观察口唇的颜色

6. 患者,女,35 岁,HIV 阳性,因患风湿性心脏病而住院。护士巡视病房时发现患者面色苍白、呼之不应,触摸颈动脉无搏动,于是立即呼救。如该患者出现呼吸骤停,则此时最适宜的辅助呼吸方法是( )

　　A. 进行口对口人工呼吸　　　　　　　　B. 通过鼻导管给氧

　　C. 配合医生进行气管插管　　　　　　　D. 配合医生进行气管切开

　　E. 用简易呼吸器辅助呼吸

7. 现场对成人进行口对口吹气前应将患者的气道打开( )

　　A. 30°　　　　　B. 60°　　　　　C. 90°　　　　　D. 120°　　　　　E. 75°

8. 患者,女,71 岁,护士巡视病房时发现其意识突然丧失伴抽搐、呼吸断续、瞳孔散大,在对其进行心肺复苏时,胸外心脏按压与人工呼吸的比例应为( )

　　A. 15∶1　　　　B. 15∶2　　　　C. 30∶1　　　　D. 30∶2　　　　E. 30∶4

9. 患者,男,60 岁,患冠心病 20 年,某日突然神志丧失、呼吸不规则,施救者即刻对其进行心肺复苏,其中胸外心脏按压的频率是( )

　　A. 60 次/分　　　　　　B. 80 次/分　　　　　　C. 100 次/分

　　D. 110 次/分　　　　　E. 100 ~ 120 次/分

10. 患者,男,58 岁,因心跳呼吸骤停而需进行心肺复苏。下列胸外心脏按压操作错误的是( )

　　A. 协助患者仰卧在硬板上　　　　B. 按压部位为胸骨中下 1/3 交界处

　　C. 按压深度为胸骨下陷 5 ~ 6 cm　　D. 按压频率为 100 ~ 120 次/分

　　E. 下压和放松时间比为 1∶2

第七节　电除颤

一、电除颤的相关理论知识

(一)概念

电除颤也称为电复律,指在体表安放电极,通过电除颤释放的短暂高能量脉冲电流间接作用于心脏来消除异位心律,使之恢复窦性心律的方法。

（二）电除颤的适应证及禁忌证

1.适应证

（1）非同步电除颤:①各种原因引起的心搏骤停;②心室（房）颤动、心室（房）扑动;③心脏电－机械分离或心脏已丧失有效的机械性收缩功能;④血液循环处于停顿状态的危急时刻。

（2）同步电除颤:①室性心动过速、心房扑动、预激综合征合并快速心房颤动者;②伴心绞痛、心力衰竭、血压下降等血流动力学改变及药物治疗无效者。

2.禁忌证

（1）病史较长、反复发作而药物难以维持疗效的心房颤动。

（2）伴有高度或完全性房室传导阻滞的室上性心动过速。

（3）伴有病态窦房结综合征的异位性快速心律失常。

（4）对洋地黄中毒所致的快速心律失常和低钾血症患者暂时禁用电除颤。

二、电除颤的基本操作

【情境案例】

林先生,60 岁,因心肌梗死住院,住院后给予特级护理,在心电监护过程中,仪器上出现不规则的波浪形图形。请根据林先生的情况给予正确的抢救措施。

【操作目的】

通过电除颤纠正、治疗心律失常,恢复窦性心律。

【操作前准备】

1.评估患者

（1）判断患者的意识、呼吸、脉搏、异位心律类型。

（2）评估环境是否安全、现场是否有协助人员等。

2.患者准备

协助患者取仰卧位,去除患者胸前的衣物及全身携带的金属物品,确保患者胸部清洁干爽,取下患者的活动义齿。

3. 环境准备

环境安全、宽敞,注意遮挡,避免暴露患者的隐私部位和影响其他患者。

4. 自身准备

呼叫协助人员。

5. 用物准备

除颤器、导电糊、纱布、弯盘及其他各种抢救和心肺复苏所需要的器械、药品。

【操作步骤】

电除颤的操作步骤见表4-12。

表4-12 电除颤的操作步骤

步骤	要点
1. 评估、记录	● 评估患者是否存在心室颤动,检查除颤仪是否处于安全备用状态。 ● 用呼叫器寻求同伴帮助,记录时间
2. 开机	● 打开除颤器电源开关
3. 安置体位	● 将患者安置为去枕仰卧位,暴露胸部,左手略向外展,清洁患者的皮肤。 ● 迅速去除心电导联,取下患者身体各处的金属物品
4. 选择电复律方式及能量	● 非同步电除颤单相波除颤应给予的能量为360 J,双相波除颤首次能量为200 J,若不成功,则在30 s后重复,第二次能量为300 J,第三次能量为360 J
5. 做好除颤准备	● 手持电极板并均匀涂以专用导电糊,电极板不能面向自己
6. 确定部位	● "STERNVM"电极板:将其上缘置于胸骨右侧第二肋间。 ● "APEX"电极板:将其上缘置于左腋中线第四肋间,使电极板与皮肤紧密接触
7. 充电	● 按压"充电"按钮,给予电极板适当压力,再次观察心电图波形
8. 放电	● 环顾患者四周,确定周围人员无直接或间接与患者接触(操作者身体后退一小步,不能与患者接触)。 ● 双手拇指同时按压"放电"按钮
9. 观察效果	● 严密观察并记录心率、心律、呼吸、血压、神志等的变化。 ● 协助患者取舒适卧位,整理用物
10. 整理、记录	● 洗手、记录结果

【注意事项】

(1)患者皮肤清洁、干燥;对胸毛浓密者应刮掉胸毛。

(2)应在电极板上涂导电糊。进行院前急救时,如无耦合剂,则可用经 0.9% 氯化钠溶液浸泡的纱布代替。使电极板紧贴患者皮肤并对电极板施加一定压力,以减少胸部阻抗;两块电极板之间的距离不能小于 10 cm。除颤时对电极板左、右位置不要混淆颠倒。

(3)操作前断开与患者相连的其他仪器,如心电图机(除颤仪除外)。

(4)尽量避免在潮湿环境中操作。

(5)在心室纤维性颤动的两次除颤间隔期,当除颤器充电时,应对患者实施胸外心脏按压,以维持患者的基本血液循环。

(6)放电时抢救者注意自己不要与患者有身体的直接接触,同时提醒其他抢救者避开患者。如果首次放电无效,则可以在 3 min 内采用相同电量重复放电。若第二次放电仍然无效,则可加大电量(单向波 300 ~ 360 J 或双向波 200 J)再次放电。第三次放电后,如果心室颤动仍然存在,则应暂时停止除颤并代之以胸外心脏按压,同时仔细查找、分析除颤无效的原因,并在采取相应措施后再行电击。

三、考核评价标准

电除颤技能考核评价标准见表 4 - 13。

表 4 - 13　电除颤技能考核评价标准

项目		项目总分	要求	分值	得分	备注
素质要求		6	●衣帽整洁、仪表大方、举止端庄。 ●情绪稳定,有紧迫感,符合抢救要求	3 3		
评估		3	●评估患者的意识状况,呼叫患者	3		
操作前准备	环境准备	4	●环境宽敞明亮、舒适安全、温度适宜	4		
	物品准备	4	●除颤仪、导电糊、纱布、弯盘及其他各种抢救和心肺复苏所需要的器械、药品	4		
	护士准备	4	●着装整齐,符合抢救要求,呼叫医生	4		
操作过程	观察病情	4	●观察患者的心律。 ●确定进行紧急除颤	2 2		
	开机	2	●打开除颤器电源开关	2		

续表

项目		项目总分	要求	分值	得分	备注
操作过程	安置体位	12	●将患者安置为去枕仰卧位。	2		
			●暴露胸部。	2		
			●使患者左手略向外展。	3		
			●迅速去除心电导联,取下患者身体各处的金属物品。	3		
			●清洁患者的皮肤	2		
	选择复律方式、能量	8	●非同步电除颤单相波除颤应给予的能量为360 J,双相波除颤首次能量为200 J。	4		
			●若不成功,则在30 s后重复,第二次能量为300 J,第三次能量为360 J	4		
	做好除颤准备	6	●手持电极板,电极板不能面向自己。	3		
			●在电极板上均匀涂以专用导电糊	3		
	确定部位	10	●"STERNVM"电极板:将其上缘置于胸骨右侧第二肋间。	4		
			●"APEX"电极板:将其上缘置于左腋中线第四肋间。	4		
			●使电极板与皮肤紧密接触	2		
	充电	4	●按压"充电"按钮,给予电极板适当压力。	2		
			●再次观察心电图波形(报告仍为心室颤动)	2		
	放电	8	●环顾患者四周,确定周围人员无直接或间接与患者接触(操作者身体后退一小步,不能与患者接触)。	4		
			●双手拇指同时按压"放电"按钮进行电除颤(从启用手控除颤电极板至第一次除颤完毕,全过程不超过20 s)	4		
操作后处理	观察效果	15	●严密观察并记录心率、心律、呼吸、血压、神志等的变化。	2		
			●协助患者取舒适卧位。	3		
			●将电极板正确回位,关机。	3		
			●将除颤仪移回原位,充电备用。	3		
			●洗手。	2		
			●记录	2		

续表

项目	项目总分	要求	分值	得分	备注
评价	10	●急救意识强。 ●操作熟练、迅速	5 5		
关键缺陷	—	除颤仪操作不当为不及格	—		
总分	100	—	—		阅卷：

达标测试

选择题

1. 患者,男,45 岁,因冠心病住院治疗,住院期间突发心室颤动,护士赶到床边,确认患者心搏骤停后立即进行电除颤,患者意识未恢复,此时抢救的首选药物是(　　)

　　A. 利多卡因　　　　　　　B. 卡拉明　　　　　　　C. 阿托品

　　D. 碳酸氢钠　　　　　　　E. 肾上腺素

2. 若急性广泛前壁心肌梗死患者发生心室颤动,则应首先采取的措施是(　　)

　　A. 给予利多卡因　　　　　B. 进行同步电除颤　　　　C. 进行非同步电除颤

　　D. 给予硝酸甘油　　　　　E. 切开气管

3. 患者,男,37 岁,在机场候机时突然倒地,意识不清,颈动脉无搏动。施救者立即对其行心肺复苏。一旦获得自动体外除颤器,施救者的正确做法是(　　)

　　A. 实施完当前的 30 次胸外心脏按压后使用该设备

　　B. 实行 5 个循环胸外心脏按压后使用该设备

　　C. 中断胸外心脏按压,立即使用该设备

　　D. 开放气道后使用该设备

　　E. 开放气道并实施 2 次通气后使用该设备

4. 患者,男,65 岁,突然意识丧失,血压测不清,颈动脉搏动消失,心电图监测显示为心室颤动。此时应采取的最有效的治疗措施是(　　)

　　A. 进行胸外心脏按压　　　B. 进行人工呼吸　　　　　C. 进行非同步电除颤

　　D. 静脉注射利多卡因　　　E. 心腔内注射肾上腺素

5.对心室颤动患者进行电除颤时,单向波除颤仪的能量选择为( )

A.200 J B.260 J C.300 J

D.360 J E.150 J

第八节 简易呼吸器的使用

一、简易呼吸器的相关理论知识

(一)概念

简易呼吸器指对自主呼吸微弱或无自主呼吸的患者进行人工通气支持的急救技术。

(二)使用简易呼吸器的适应证及禁忌证

1.适应证

(1)外科疾病及手术后的呼吸支持:如严重创伤、体外循环术后、大出血引发的呼吸功能不全等。

(2)气体交换障碍:如急性呼吸窘迫综合征、肺水肿、低氧血症等。

(3)呼吸肌运动障碍:如中枢性呼吸衰竭、神经肌肉疾病、骨骼肌疾病等。

(4)其他:如心肺复苏后的呼吸支持、麻醉和术中的呼吸支持等。

2.禁忌证

(1)低血容量性休克患者在血容量未补足前。

(2)严重肺大疱和未经引流的气胸。

(3)大咯血气道未通畅前。

二、使用简易呼吸器的基本操作

【情境案例】

陈女士,女,16岁,因重症肺炎入院。入院后,立即给予其心电监护,监测血氧饱和度。其自诉"憋闷",面色苍白,口唇、甲床发绀,呼吸急促,四肢末梢凉。请根据陈女士的情况给予正确的抢救措施。

【操作目的】

保证机体基本的肺泡通气,纠正威胁生命的低氧血症。

【操作前准备】

1.评估患者

评估患者的年龄、性别、病因、体重、家属配合情况等。

2.患者准备

嘱患者平卧,保持气道开放,安置头部位置。

3.环境准备

环境安全、宽敞。

4.自身准备

保持衣帽整洁,修剪指甲。

5.用物准备

带储氧袋的简易呼吸器、面罩、氧气连接管、氧气设备、负压吸引装置。

【操作步骤】

使用简易呼吸器的操作步骤见表4-14。

表4-14　使用简易呼吸器的操作步骤

步骤	要点
1.观察病情	●评估患者有无呼吸(若有呼吸,则判断呼吸型态),呼吸道是否通畅,有无义齿,以及患者的意识、脉搏、血压、皮肤颜色。 ●用呼叫器寻求同伴帮助,记录时间
2.检查简易呼吸器	●戴手套,检查呼吸器各部件是否完好
3.开放气道	●协助患者取去枕仰卧位,解开患者的衣领、腰带,操作者站于患者头侧,双手托住患者下颌,使患者头后仰,清除口腔内的异物,取下活动义齿,观察患者反应。 ●仰头抬颏法的标准为成人下颌角和耳垂连线与患者身体的长轴垂直
4.放置面罩	●用"EC"手法固定面罩,如需氧气,则将氧气装置接于呼吸囊入口处,将氧流量调至8~10 L/min。 ●将面罩与口、鼻紧贴,不要漏气。 ●用"EC"手法固定面罩:用中指、无名指、小指勾住下颌角往上抬,用拇指、食指固定面罩
5.挤压气囊	●用另一只手挤压气囊,使面罩与球囊呈90°,用手捏住气囊中间部分,待呼吸囊重新膨起后开始下一次挤压,挤压频率为10~12次/分。当患者有呼吸时,应尽量在患者吸气时挤压气囊。 ●挤压气囊时,压力不可过大,挤压气囊的1/3~2/3即可,不可时大时小、时快时慢,以免损伤肺部组织,影响呼吸功能恢复
6.观察	●观察患者的胸廓起伏情况、皮肤颜色、血氧饱和度读数、意识、心率等
7.撤离、清理	●撤离简易呼吸器,擦净口、鼻,协助患者取舒适体位,安慰患者
8.整理、记录	●整理用物,脱手套,洗手,记录

【注意事项】

（1）注意保持气道开放，使面罩与口、鼻紧贴，不要漏气。

（2）当患者有自主呼吸时，辅助加压呼吸必须与患者的自主呼吸同步，以免影响患者的自主呼吸。对清醒患者做好心理护理，解释应用简易呼吸器的目的和意义，缓解其紧张情绪，使其主动配合，并边挤压气囊边指导患者"吸……呼……"

（3）挤压气囊时，压力不可过大，挤压气囊的 1/3～2/3 即可，不可时大时小、时快时慢，以免损伤肺组织，影响呼吸功能恢复。

（4）使用简易呼吸器时注意患者的潮气量、呼吸频率、呼吸时间比等。一般潮气量为 8～12 mL/kg（通常成人的潮气量为 400～600 mL），成人的呼吸频率为 10～12 次/分，成人的呼吸时间比为 1:(1.5～2)，氧流量为 8～10 L/min。

（5）对简易呼吸器要定时检查、测试、维修和保养。对弹性气囊不宜挤压变形后放置，以免影响弹性。

（6）对每次使用的气囊、接头、面罩都要做好消毒处理，避免交叉感染。

三、考核评价标准

使用简易呼吸器技能考核评价标准见表 4-15。

表 4-15　使用简易呼吸器技能考核评价标准

项目		项目总分	要求	分值	得分	备注
素质要求		6	●衣帽整洁、仪表大方、举止端庄。	3		
			●情绪稳定，有紧迫感，符合抢救要求	3		
评估		3	●评估患者的年龄、性别、病因、体重、家属配合情况等	3		
操作前准备	环境准备	4	●环境整洁、空气清新、安静、安全	4		
	物品准备	4	●带储氧袋的简易呼吸器、面罩、氧气连接管、氧气设备、负压吸引装置	4		
	护士准备	4	●修剪指甲，洗手，戴口罩	4		
操作过程	观察病情	6	●患者有无呼吸（若有呼吸，则判断呼吸型态）及呼吸道是否通畅。	2		
			●患者有无活动义齿。	2		
			●患者的意识、脉搏、血压、皮肤颜色	2		

项目		项目总分	要求	分值	得分	备注
操作过程	检查简易呼吸器	5	●戴手套。 ●确认简易呼吸器各部件完好并正确连接	2 3		
	开放气道	12	●清除口腔内的异物,取下活动义齿,观察患者的状态(口述)。 ●协助患者平卧,解开患者的衣领、腰带。 ●操作者站在患者头侧。 ●用一手托起患者下颌,使其头后仰,将枕头垫于其肩颈部	3 3 3 3		
	放置面罩	9	●放置面罩,覆盖口、鼻,用"EC"手法固定面罩。 ●如需氧气,则将氧气接于气囊入口处,将氧流量调至8~10 L/min	5 4		
	挤压气囊	12	●用另一手挤压气囊,使面罩与球囊呈90°。 ●用手捏住气囊中间部分,待气囊重新膨起后开始下一次挤压。 ●挤压频率为10~12次/分。 ●当患者有呼吸时,应尽量在患者吸气时挤压气囊(口述)	3 3 3 3		
操作后处理	观察	3	●观察患者的胸廓起伏情况、皮肤颜色、血氧饱和度读数、意识、心率等	3		
	撤离、清理	8	●撤离简易呼吸器。 ●擦净口、鼻。 ●协助患者取舒适体位。 ●安慰患者	2 2 2 2		
	整理、记录	10	●整理用物。 ●脱手套。 ●洗手。 ●摘口罩。 ●记录	2 2 2 2 2		
评价		14	●程序正确、动作规范、操作熟练。 ●效果良好,观察、记录及时。 ●体现人文关怀	4 5 5		
关键缺陷		—	操作过程不规范为不及格	—		
总分		100	—	—		阅卷:

▽ 达标测试

选择题

1. 简易呼吸器气囊的按压频率为（　　　）

A. 10 ~ 12 次/分　　　　　B. 20 ~ 30 次/分　　　　　C. 8 ~ 12 次/分

D. 16 ~ 18 次/分　　　　　E. 12 ~ 18 次/分

2. 当患者无自主呼吸需要应用简易呼吸器抢救时，下列做法正确的是（　　　）

A. 协助患者去枕仰卧，固定活动义齿

B. 护士站在患者头侧，使患者尽量前倾，开放气道

C. 有规律地挤压、放松呼吸气囊，频率为 8 ~ 12 次/分

D. 每次挤压 400 mL 气体

E. 对有自主呼吸的患者，应在吸气时挤压气囊

3. 使用简易呼吸器时的潮气量为（　　　）

A. 300 ~ 500 mL　　　　　B. 400 ~ 600 mL　　　　　C. 800 ~ 1200 mL

D. 700 ~ 1000 mL　　　　　E. 1200 ~ 1500 mL

4. 使用简易呼吸器时应调节氧流量为（　　　）

A. 8 ~ 10 L/min　　　　　B. 6 ~ 8 L/min　　　　　C. 4 ~ 6 L/min

D. 2 ~ 4 L/min　　　　　E. 1 ~ 2 L/min

第五章 常见报告单的分析

第一节 心电图检查报告分析

一、心电图的相关理论知识

(一)概念

心脏在机械收缩前,首先产生电激动,心脏电激动所产生的微小电流可通过人体组织传导至体表,在体表不同部位放置 2 个电极,分别用导线连接至心电图机,可将体表两点间的电位变化描记下来,形成一条连续的曲线,这条曲线即为心电图。

(二)心电图各波段的名称及意义

心电图各波段示意图见图 5 - 1。

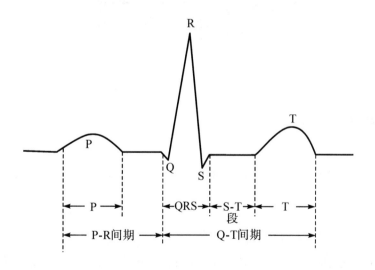

图 5 - 1 心电图各波段示意图

1. P 波

P 波代表心房肌除极时的电位变化,时长一般小于 0.12 s。

2. P - R 间期

P - R 间期代表心房开始除极至心室开始除极的时间,时长为 0.12 ~ 0.20 s。

3. QRS 波群

QRS 波群代表心室肌除极时的电位变化,时长为 0.06 ~ 0.10 s。

4. S - T 段

S - T 段代表心室缓慢复极时的电位变化。

5. T 波

T 波代表心室快速复极时的电位变化。

6. Q - T 间期

Q - T 间期代表心室肌除极和复极全过程所需的时间。

(三)心电图记录纸示意图

心电图记录纸示意图见图 5 - 2。其中横向距离代表时间;纵向距离代表电压;横线每小格 1 mm,为 0.04 s;纵线每小格 1 mm,为 0.1 mV。

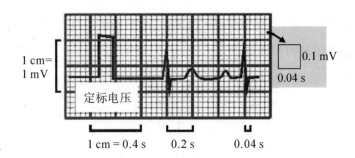

图 5 - 2　心电图记录纸示意图

(四)心率的测量

1. 当心律规则时

每分钟心率 = 60/R - R 间期或 P - P 间期,如 R - R 间期为 20 个小格子,则心率为 60/0.8 = 75 次/分。

2. 当心律不规则时

若心律不规则,则需测量同一导联 5 个以上 R - R 间期或 P - P 间期,以其平均值除 60,既为心率。

(五)窦性心律的心电图特征

窦性心律的心电图见图 5 - 3。

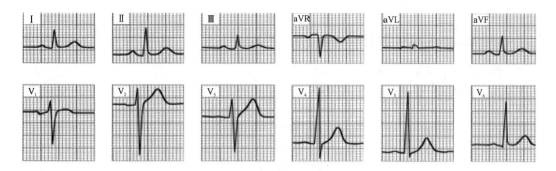

图 5 - 3　窦性心律的心电图

(1)P 波在 I、II、aVF 导联直立,在 aVR 导联倒置。

(2)P - R 间期为 0.12 ~ 0.20 s。

(3)P 波频率为 60 ~ 100 次/分。

(4)最长的 P - P 间期与最短的 P - P 间期时长相差 < 0.12 s。

二、心电图检查的基本操作

【情境案例】

梁先生,65 岁,近 3 个月反复出现剧烈活动后心前区疼痛,每次持续 3 ~ 5 min,休息后缓解。今晨锻炼时再次发作,出冷汗伴濒死感,休息 3 h 后疼痛没有缓解,家属将其送入某医院急诊科。

【操作目的】

(1)能正确解释心电图检查的目的,做好检查前准备。

(2)能熟练地进行心电图各导联的连接。

(3)学会初步判断正常心电图和临床常见的几种异常心电图。

【操作前准备】

1. 患者准备

患者取仰卧位,平静呼吸;暴露安置电极的部位,注意遮挡和保暖,避免肌肉震颤;在准备过程中注意做好人文关怀。

2. 环境准备

环境温暖、舒适、安静。必要时用屏风遮挡。

3. 护士准备

保持衣帽整洁,洗手,接触感染患者前戴好口罩。

4.用物准备

心电图机、心电图纸、生理盐水或乙醇、棉球。

【操作步骤】

心电图检查的操作步骤见表5-1。

表5-1 心电图检查的操作步骤

步骤		要点	注意事项
操作前准备	1.连接线路	连接心电图机的地线	—
	2.解释	检查前,向患者解释检查目的,说明检查无痛无创,以消除患者的紧张情绪	●嘱患者休息片刻,取平卧位,平放四肢,放松肌肉,保持平静呼吸,不要移动身体
	3.取下物品	取下患者的金属饰品及电子表、手机等物品	●防止电波受干扰
	4.告知患者注意事项	告知患者在检查过程中不能讲话、咳嗽、移动身体、做深呼吸动作等	●防止干扰心电图描记
	5.暴露肢体	腕关节上3 cm,内踝上方7 cm处(图5-4)	—
	6.接通电源,开机	—	—
	7.选择标准	走纸速度为25 mm/s,标准电压为1 mV,将描记笔调至中间位置(图5-5)	—
安置电极	1.涂导电液	在检查部位涂擦生理盐水或乙醇,增加导电性	●要将导电液涂抹均匀
	2.安置肢体导联(图5-6)	红色接右上肢,黄色接左上肢,绿色接左下肢,黑色接右下肢	●将4个电极板夹在四肢,电极板上的铁片要沾有一点水并贴近身体,不能隔着衣物
	3.安置胸导联(图5-7)	(1)V₁导联位于胸骨右缘第四肋间。 (2)V₂导联位于胸骨左缘第四肋间。 (3)V₃导联位于V₂与V₄连线的中点。 (4)V₄导联位于第五肋间与左锁骨中线相交处。 (5)V₅导联位于左腋前线与V₄水平相交处。 (6)V₆导联位于左腋中线与V₄水平相交处	●在患者胸部需安置电极的位置涂抹导电液,胸导联吸附位置是红色在胸骨右缘第四肋间,黄色在胸骨左缘第四肋间,棕色在左锁骨中线与第五肋相交处,绿色在黄色和棕色连线的中点,黑色在左腋前线与第五肋相交处,紫色在左腋中线与第五肋相交处,可以按照"红黄棕绿黑紫"的顺序记忆

步骤		要点	注意事项
描记心电图	按顺序描记各导联(图5-8)	—	—
结束后处理	1. 关机,去除导联线	—	●先去除胸导联,再去除肢体导联
	2. 整理	协助患者穿好衣服,整理床单位,整理用物,洗手	●按规定分类处理用物
	3. 标注	注明患者的床号、姓名、性别、年龄、检查日期和时间,并按顺序标注各导联	●按顺序标注一组 P-QRS-T 波群
阅读分析心电图资料并记录	1. 阅读心电图	全面初步阅读心电图,能说出正常心电图呈正向波和负向波的导联	●P 波在Ⅰ、Ⅱ、aVF 导联直立,在 aVR 导联倒置
	2. 标注各波名称	能正确地在心电图上标出各波的名称	—
	3. 心电图诊断	做出心电图诊断,能正确识别正常窦性心律和常见的几种心律失常的心电图波形	—
	4. 室性心动过速的心电图特征	(1)3 个或 3 个以上的室性期前收缩连续出现。 (2)QRS 波群宽大、畸形,时限 >0.12 s。 (3)ST-T 波的方向与 QRS 波群主波的方向相反。 (4)心室率通常为 140~200 次/分,心律规则或略不规则。 (5)P 波与 QRS 波群无固定关系,形成房室分离,偶尔个别或所有心室激动逆传夺获心房,出现逆行 P 波。 (6)心室夺获与室性融合波	—
	5. 二度房室传导阻滞的心电图特征	(1)P-R 间期固定不变(正常或延长)。 (2)部分 P 波后无 QRS 波群。 (3)QRS 波群形态一般正常	—
	6. 三度房室传导阻滞的心电图特征	(1)P 波与 QRS 波群各自独立,互不相关,呈完全性房室分离。 (2)心房率 >心室率,心室率为 40~60 次/分	—
	7. 心室颤动的心电图特征	P-QRS-T 波群消失,代之以形态、振幅与间隔绝对不规则的颤动波(心室颤动波),频率为 150~500 次/分	—

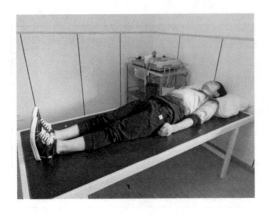

图 5 - 4 暴露肢体

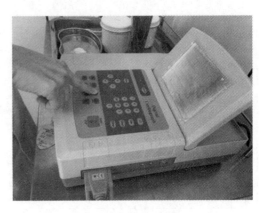

图 5 - 5 选择标准

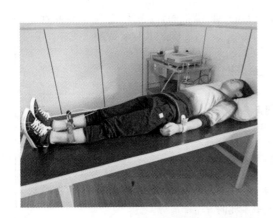

图 5 - 6 安置肢体导联

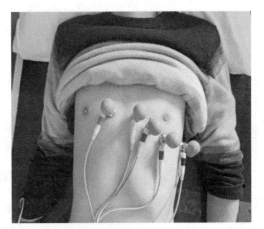

图 5 - 7 安置胸导联

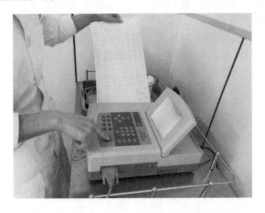

图 5 - 8 按顺序描记各导联

【注意事项】

（1）操作全过程在 10 min 内完成。患者肢体勿接触铁床栏杆。

（2）检查过程中不能讲话、咳嗽、移动身体、做深呼吸动作等。

（3）注意采集数据时胸导联是否脱落。若脱落，则应重新吸附回去并重新采集数据。

三、考核评价标准

心电图检查技能考核评价标准见表5－2。

表5－2　心电图检查技能考核评价标准

项目		项目总分	要求	分值	得分	备注
素质要求		5	●衣帽整洁、仪表大方、举止端庄。	3		
			●语言柔和恰当、态度端正认真	2		
操作前准备	环境准备	3	●环境安静、光线适中、少干扰,注意保护患者隐私部位	3		
	物品准备	4	●心电图机、心电图纸、生理盐水或乙醇、棉球、笔	4		
	护士准备	4	●洗手,戴口罩	4		
操作过程	操作准备	12	●解释操作目的。	2		
			●取下金属饰品并交代注意事项。	2		
			●开机,调节参数。	4		
			●暴露肢体(腕关节上3 cm,内踝上方7 cm处)。	2		
			●在检查部位涂擦生理盐水或乙醇	2		
	安置电极	40	●正确连接肢体导联。	16		
			●正确连接胸导联	24		
	描记心电图	7	●正确描记各导联心电图	7		
操作后处理	结束后处理	6	●关机,取下电极。	2		
			●帮助患者整理衣物,整理床单位。	2		
			●注明患者的床号、姓名、性别、年龄、检查日期和时间	2		
	阅读分析心电图资料并记录	6	●全面初步阅读心电图。	2		
			●能说出正常心电图呈正向波和负向波的导联	4		
		7	●能在心电图上标出各波名称。	3		
			●能正确识别正常心电图的波形。	2		
			●能辨认常见心律失常的心电图波形	2		

续表

项目	项目总分	要求	分值	得分	备注
评价	6	●动作轻巧、稳重、准确、安全。 ●操作熟练、规范,应变能力强。 ●操作时间 < 10 min	2 2 2		
关键缺陷	—	●无保护隐私行为、电极位置安置严重错误、心电图波形描记凌乱为不及格	—		
总分	100	—		—	阅卷:

达标测试

一、选择题

1. 由心室除极产生的心电图波形是(　　　)

A. P 波　　　　B. QRS 波群　　　　C. S－T 段　　　　D. T 波　　　　E. U 波

2. 由心房除极产生的心电图波形是(　　　)

A. P 波　　　　B. T 波　　　　C. S 波　　　　D. Q 波　　　　E. R 波

3. 心电图中反映房室传导时间的是(　　　)

A. P 波　　　　　　　　　　B. P－R(P－Q)间期

C. QRS 波群　　　　　　　　D. S－T 段　　　　　　　　E. T 波

4. 心电图检查国内一般采用的走纸速度为(　　　)

A. 15 mm/s　　B. 25 mm/s　　　C. 50 mm/s　　　D. 75 mm/s　　E. 100 mm/s

5. 常规心电图上 R－R 间期平均间隔20 小格,其心率为(　　　)

A. 30 次/分　　　　　　　　B. 60 次/分　　　　　　　　C. 75 次/分

D. 80 次/分　　　　　　　　E. 110 次/分

6. 下列关于胸导联电极的安放不正确的是(　　　)

A. V_1:胸骨右缘第四肋间　　　　B. V_2:胸骨左缘第五肋间

C. V_3:V_2 与 V_4 连线中点　　　　D. V_4:第五肋间与左锁骨中线相交处

E. V_5:左腋前线与 V_4 水平相交处

7. 窦性心律 P－R 间期的正常范围为(　　　)

A. 0.06～0.10 s　　　　　　B. 0.10～0.12 s

C. 0. 20 ~ 0. 25 s   D. 0. 12 ~ 0. 20 s

E. 0. 25 ~ 0. 30 s

8. 对下图考虑为(　　)

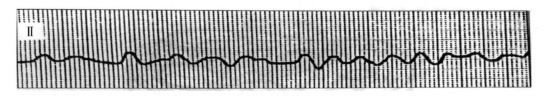

A. 心房扑动   B. 心房颤动

C. 心室颤动   D. 窦性心律不齐

E. 心室扑动

二、简答题

1. 请画出一个完整的心动周期所描记的心电图,并标出"四波""两间期"和"一个段"。

2. 简述各胸导联正电极的位置。

第二节　实验室检查报告分析

实验室检查结果能为临床疾病的诊断、治疗、疗效观察、预后提供客观依据。随着循证医学的发展,辅助检查越来越重要。作为医疗人员,对常见检验报告单的解读也是应当具备的基本技能。

一、血常规报告单解读

血常规报告单可反映贫血、感染情况,对其解读见表5-3。

表5-3　血常规报告单解读

检查项目	英文缩写	正常参考值	解读
红细胞计数	RBC	成年男性:$(4.09 \sim 5.74) \times 10^{12}/L$。 成年女性:$(3.68 \sim 5.13) \times 10^{12}/L$。 儿童:$(4.0 \sim 4.50) \times 10^{12}/L$	●增多:常见于真性红细胞增多症、血液浓缩、机体慢性缺氧、新生儿等。 ●减少:常见于各种贫血、白血病、妊娠期、手术后、大量失血等
血红蛋白浓度测定	Hb	成年男性:$131 \sim 172$ g/L。 成年女性:$113 \sim 151$ g/L。 儿童:$120 \sim 140$ g/L	●增高或降低:同红细胞计数。区别在于:①患小红细胞性贫血时,血红蛋白浓度降低的程度较红细胞计数减少的程度更为明显,如缺铁性贫血、地中海贫血;②患大红细胞性贫血时,红细胞计数减少的程度较血红蛋白浓度降低的程度更为严重,如巨幼红细胞贫血;③患大出血、再生障碍性贫血等时,血红蛋白浓度降低的程度基本上与红细胞计数减少的程度相一致
网织红细胞计数	RC	儿童和成人:$0.5\% \sim 1.5\%$。 新生儿:$3.0\% \sim 6.0\%$。 绝对值:$(24 \sim 84) \times 10^9/L$	●网织红细胞计数是抗贫血治疗和骨髓移植过程中监测骨髓造血功能常用的指标。 ●增多:常见于失血性贫血。 ●减少:常见于再生障碍性贫血
红细胞压积	HCT	成年男性:$0.40\% \sim 0.50\%$。 成年女性:$0.35\% \sim 0.45\%$。 儿童:$0.34\% \sim 0.45\%$	●增大:常见于真性红细胞增多症、继发性红细胞增多症、血液浓缩等。 ●减小:常见于各种贫血、白血病、血液稀释等
平均红细胞体积	MCV	$82 \sim 100$ fL	见表5-4
平均红细胞血红蛋白含量	MCH	$27 \sim 34$ pg	见表5-4
平均红细胞血红蛋白浓度	MCHC	$316 \sim 354$ g/L	见表5-4
红细胞体积分布宽度	RDW	$11.5\% \sim 14.5\%$	见表5-4

检查项目	英文缩写	正常参考值	解读
白细胞计数	WBC	成人：$(4 \sim 10) \times 10^9/L$。 儿童：$(5 \sim 12) \times 10^9/L$。 新生儿：$(15 \sim 20) \times 10^9/L$	●生理性增多：常见于新生儿、妊娠、剧烈活动、饮酒、饭后等，是机体对各种刺激产生的应激反应。 ●病理性增多：常见于急性化脓性感染、组织损伤、急性出血、尿毒症、白血病等。 ●减少：常见于病毒感染、伤寒、副伤寒、疟疾、黑热病、再生障碍性贫血、极度严重感染、肝硬化、脾功能亢进、某些药物中毒、放疗、化疗等
中性粒细胞	N	杆状：$1\% \sim 5\%$，$(0.04 \sim 0.5) \times 10^9/L$。 分叶：$50\% \sim 70\%$，$(2 \sim 7) \times 10^9/L$	●生理性增多：常见于新生儿、妊娠与分娩、运动、饮酒、餐后等。 ●病理性增多：常见于急性感染或炎症、组织损伤坏死、急性溶血、急性失血、急性中毒、恶性肿瘤、白血病、骨髓增生性贫血等。 ●减少：常见于某些感染（如伤寒、流感）、血液病、慢性理化损伤（如电离辐射、服用氯霉素等）、自身免疫性疾病、脾功能亢进等
嗜酸性粒细胞	E	$0.5\% \sim 5\%$，$(0.05 \sim 0.5) \times 10^9/L$	●增多：常见于变态反应性疾病、某些传染病及寄生虫病、皮肤病、慢性粒细胞白血病等。 ●减少：常见于伤寒、副伤寒、手术后严重组织损伤及应用肾上腺皮质激素或促肾上腺皮质激素后等
嗜碱性粒细胞	B	$0 \sim 1\%$，$(0 \sim 0.1) \times 10^9/L$	●增多：常见于过敏性或炎症性疾病、慢性粒细胞白血病、嗜碱性粒细胞白血病等
单核细胞	M	$3\% \sim 8\%$，$(0.12 \sim 0.8) \times 10^9/L$	●增多：常见于亚急性感染性心内膜炎、疟疾、黑热病、急性感染恢复期、活动性结核、某些血液病、新生儿、妊娠等
淋巴细胞	L	$20\% \sim 40\%$，$(0.8 \sim 4) \times 10^9/L$	●增多：常见于百日咳、传染性淋巴细胞增多症、传染性单核细胞增多症、某些病毒或细菌所致的急性传染病、淋巴细胞白血病、结核、器官移植术后、儿童期等。 ●减少：常见于细胞免疫缺陷、丙种球蛋白缺乏症、淋巴细胞减少症、放射病等
血小板计数	PLT	成年男性：$(85 \sim 303) \times 10^9/L$。 成年女性：$(101 \sim 320) \times 10^9/L$。 儿童：$(100 \sim 300) \times 10^9/L$	●增多：常见于骨髓增生性疾病、原发性血小板增多症、急性大出血、急性溶血、急性感染、脾切除术后等。 ●减少：常见于血小板生成障碍（如急性白血病、再生障碍性贫血、某些药物性损害等）、血小板破坏过多（如脾功能亢进、药物中毒、免疫性血小板减少性紫癜、血栓性血小板减少性紫癜、X线照射等）、血小板消耗过多（如弥散性血管内凝血、血栓性血小板减少性紫癜等）

检查项目	英文缩写	正常参考值	解读
平均血小板体积	MPV	7.6 ~ 13.2 fL	●增大:常见于血小板破坏过多、免疫性血小板减少性紫癜、骨髓纤维化等骨髓反应性增生以及脾切除等。 ●减小:常见于骨髓受抑制或增生能力低下、白血病化疗后等
血小板体积分布宽度	PDW	15% ~ 17%	●增大:PDW是反映血小板大小异质性的一个参数,增大表示血小板大小不均,结合大血小板比率对诊断免疫性血小板减少症非常可靠

表 5-4 贫血的形态学分类

类型	红细胞指数	常见疾病
正细胞正色素性贫血	MCV、MCH 和 MCHC 正常	急性失血性贫血、急性溶血性贫血
小细胞低色素性贫血	MCV、MCH 和 MCHC 均减小	缺铁性贫血、地中海贫血
大细胞正/高色素性贫血	MCV、MCH 增大,MCHC 正常	巨幼红细胞贫血
单纯小细胞性贫血	MCV、MCH 减小,MCHC 正常	感染、中毒、急性炎症、慢性炎症、尿毒症
小细胞均一性贫血	MCV 减小,RDW 正常	轻型地中海贫血、某些继发性贫血
小细胞不均一性贫血	MCV 减小,RDW 增大	缺铁性贫血、α 地中海贫血
正细胞均一性贫血	MCV、RDW 均正常	再生障碍性贫血、白血病、某些慢性肝病、肾病贫血、急性失血
正细胞不均一性贫血	MCV 正常,RDW 增大	早期铁缺乏、血红蛋白病、骨髓纤维化、铁粒幼细胞贫血、混合型营养缺乏性贫血
大细胞均一性贫血	MCV 增大,RDW 正常	骨髓增生异常综合征、部分再生障碍性贫血、部分肝病贫血、某些肾病贫血
大细胞不均一性贫血	MCV、RDW 均增大	巨幼红细胞贫血、某些肝病贫血

二、尿常规报告单解读

尿常规报告单可反映泌尿系统病变情况,对其解读见表 5-5。

表5-5 尿常规报告单解读

检查项目	英文缩写	正常参考值	解读
酸碱度（试带注）	pH	晨尿：5.5~6.5。 随机尿：4.5~8.0	●增高：常见于碱中毒、膀胱炎、肾盂肾炎、严重呕吐、服用碱性药物或食物等。 ●减低：常见于糖尿病、痛风、低血钾性碱中毒、酸中毒、服用酸性药物或食物等
尿比重（试带法）	SG	晨尿：1.015~1.025。 随机尿：1.003~1.030。 新生儿：1.002~1.004	●增高：常见于急性肾小球肾资、急性肾衰竭少尿期、心功能不全、脱水、糖尿病等。 ●减低：常见于急性肾小管坏死、急性肾衰竭多尿期、尿崩症等
蛋白定性（试带法）	PRO	阴性	●生理性蛋白尿：由剧烈运动，发热，寒冷刺激，精神紧张，过度兴奋，站立时间过长，输注或摄入蛋白质过多，受白带、月经、精液、前列腺液污染等引起，如老年性蛋白尿、妊娠性蛋白尿、行军性血红蛋白尿等。 ●病理性蛋白尿：肾前性蛋白尿见于本-周蛋白尿、血红蛋白尿、肌红蛋白尿等；肾性蛋白尿见于肾小球或肾小管疾病，可由炎症、血管病、中毒等引起；肾后性蛋白尿见于肾盂、输尿管、膀胱、尿道的炎症、肿瘤、结石等
潜血试验（试带法）	BLD	阴性	●阳性：常见于血尿、血红蛋白尿等
葡萄糖定性（试带法）	GLU	阴性	●阳性：常见于糖尿病、肾性糖尿病、甲状腺功能亢进症、内服或注射大量葡萄糖、情绪激动、颅脑外伤、嗜铬细胞瘤、慢性肾炎、肾病综合征等
酮体定性（试带法）	KET	阴性	●阳性：常见于糖尿病、妊娠剧烈呕吐、长期饥饿、营养不良、剧烈运动等
胆红素定性（试带法）	BIL	阴性	●阳性：常见于肝实质性或阻塞性黄疸、急性血管内溶血等
尿胆原试验（试带法）	URO	弱阳性	●阳性：常见于溶血性黄疸、肝实质性病变、充血性心力衰竭等。 ●阴性：常见于完全阻塞性黄疸等
白细胞酯酶试验（试带法）	LEU	阴性	●阳性：常见于肾盂肾炎、膀胱炎等
亚硝酸盐试验（试带法）	NIT	阴性	●阳性：常见于由大肠埃希菌属、克雷伯杆菌属、变形杆菌属、假单胞菌属等引起的尿路感染

三、粪便常规报告单解读

粪便常规报告单可反映消化系统病变情况,对其解读见表 5-6。

表 5-6 粪便常规报告解读

检查项目	英文缩写	正常参考值	解读
颜色	—	肉眼观察:棕黄色	●淡黄色:常见于乳儿便、服用大黄等。 ●绿色:常见于婴幼儿腹泻。 ●白色:常见于胆管阻塞、服用钡剂。 ●果酱色:常见于阿米巴痢疾。 ●红色:常见于下消化道出血。 ●黑色(柏油样):常见于上消化道出血及服用活性炭、铁剂等
性状	—	肉眼观察:成形软便	●黏液便:常见于肠炎、细菌性痢疾、急性血吸虫病、结肠癌果酱色黏液便:阿米巴痢疾。 ●脓血便:常见于细菌性痢疾。 ●鲜血便:常见于直肠、肛门出血。 ●水样便:常见于消化不良。 ●急性肠炎等米汤样便:常见于霍乱等。 ●蛋花样便:常见于婴儿消化不良
白细胞计数	WBC	显微镜检验:无	●增多:常见于肠炎、痢疾、结肠肿瘤、息肉等
红细胞计数	RBC	显微镜检验:无	●增多:常见于肠炎、痢疾、结肠肿瘤、息肉、下消化道出血等
隐血试验	OB	免疫胶体金法:阴性	●阳性:常见于消化道出血、消化道恶性肿瘤等
虫卵、原虫、包囊	—	显微镜检验:无	—

四、凝血四项报告单解读

凝血四项报告单可反映出血与血栓性病变情况,对其解读见表 5-7。

表 5 - 7　凝血四项报告单解读

检查项目	英文缩写	正常参考值	解读
血浆凝血酶原时间	PT	成人:11 ~ 15 s。不同仪器、不同试剂的参考范围有所不同,各实验室应建立自己的参考区间	●延长:常见于先天性 FⅡ、FⅤ、FⅦ、FⅩ减少或缺乏,后天性纤维蛋白原血症,血液循环中有肝素或狼疮样抗凝物质存在。 ●缩短:常见于先天性 FⅤ 增多、弥散性血管内凝血早期、口服避孕药等
纤维蛋白原	FIB	2.0 ~ 4.0 g/L	●增高:除了生理情况下的应激反应和妊娠晚期外,常见于急性感染、烧伤、动脉粥样硬化、急性心肌梗死、自身免疫性疾病、多发性骨髓瘤、糖尿病、妊高征、急性肾炎及尿毒症等。 ●减少:常见于弥散性血管内凝血、原发性纤溶亢进、重症肝炎、肝硬化及溶栓治疗时
凝血酶时间测定	TT	14 ~ 21 s	●延长:常见于低(无)纤维蛋白原血症、遗传性或获得性异常纤维蛋白原血症、血中存在肝素和类肝素物质、弥散性血管内凝血等。 ●缩短:常见于组织液混入血浆或 pH 呈酸性等
活化部分凝血活酶时间	APTT	男性:37.0 ± 3.3 s。女性:37.5 ± 2.8 s。不同仪器、不同试剂的参考范围有所不同,各实验室应建立自己的参考区间	●延长:常见于血友病 A(FⅧ缺乏),血友病 FB(FⅨ缺乏),vWD、FⅪ、FⅫ、PK、HMWK 缺乏,严重 FⅤ、FⅡ、FⅩ、FⅠ 缺乏(如肝病、弥散性血管内凝血晚期等),血液循环中有肝素或狼疮样抗凝物质存在,血液中存在 FⅧ或 FⅨ抗体等。 ●缩短:FⅧ、FⅤ 活性增强,弥散性血管内凝血高凝期,血栓性疾病,血小板增多症等

五、生化检验报告单解读

生化检验是对身体进行一次全面检查和对身体情况的一种了解方法,有时也可以检查出来潜伏的疾病,如乙肝病毒携带者就需要定期检查肝功能,防止病情突然发作,及时进行治疗。

(一)肝功能检查报告单解读

肝功能检查报告单可反映肝细胞损伤的程度、肝脏合成功能、肝脏分泌和排泄功能,对其解读见表 5 - 8。

表 5 - 8　肝功能检查报告单解读

检查项目		英文缩写	正常参考值	解读
反映肝细胞损伤的程度	谷丙转氨酶	ALT 或 GPT	8 ~ 40 U/L	●增高:常见于急性肝炎、慢性肝炎、药物性肝损害、脂肪肝、肝硬化、心肌梗死、心肌炎及胆道疾病等
	谷草转氨酶	AST 或 GOT	8 ~ 40 U/L	●增高:常见于心肌梗死发病期、急性肝炎、慢性肝炎、中毒性肝炎、心功能不全、皮肌炎等
	碱性磷酸酶	ALP	40 ~ 150 U/L	●增高:常见于肝癌、肝硬化、阻塞性黄疸型肝炎、慢性黄疸型肝炎、骨细胞瘤、骨转移癌、骨折恢复期。另外,少年儿童在生长发育期骨骼系统活跃,可使 ALP 含量增高。注意:使用不同缓冲液,结果可出现明显差异
	γ - 谷氨酰转移酶	γ - GT	男性:11 ~ 50 U/L。女性:7 ~ 32 U/L	●增高:常见于原发性或转移性肝癌、急性肝炎、慢性肝炎活动期、肝硬化、急性胰腺炎及心力衰竭等
反映肝脏合成功能	总蛋白	TP	60 ~ 80 g/L	●增高:常见于高度脱水症(如腹泻、呕吐、休克、高热)及多发性骨髓瘤等。 ●降低:常见于恶性肿瘤、重症结核、营养及吸收障碍、肝硬化、肾病综合征、溃疡性结肠炎、烧伤及失血等
	白蛋白	ALB	35 ~ 55 g/L	●增高:常见于严重失水导致血浆浓缩,使白蛋白浓度上升。 ●降低:基本与总蛋白相同,特别是患肝病、肾病时更为明显
	前清蛋白	PA	280 ~ 360 mg/L	●增高:常见于霍奇金病、口服避孕药和使用类固醇药物及肾病综合征等。 ●降低:常见于营养不良、严重肝病、恶性肿瘤、炎症及肾病等
反映肝脏分泌和排泄功能	总胆红素	TB	3.4 ~ 17.1 umol/L	●增高:常见于肝外疾病、原发性胆汁性肝硬化、溶血性黄疸、急性黄疸性肝炎、新生儿黄疸、慢性肝炎活动期、闭塞性黄疸、病毒性肝炎、胆石症、阻塞性黄疸、胰头癌、肝硬化及输血错误等
	总胆汁酸	TBA	0 ~ 10 umol/L	●增高:常见于急性肝炎、慢性肝炎、肝硬化、阻塞性黄疸、原发性肝癌、急性肝内胆汁淤积、原发性胆汁性肝硬化及肝外梗阻性黄疸等
	直接胆红素	DB	0 ~ 6 umol/L	●增高:常见于阻塞性黄疸、肝癌、胰头癌及胆石症等
	间接胆红素	IB	1.7 ~ 13.7 umol/L	●增高:常见于溶血性黄疸、肝细胞性黄疸等

(二)肾功能检查报告单解读

肾功能检查报告单可反映肾功能的情况,对其解读见表5-9。

表5-9　肾功能检查报告单解读

检查项目	英文缩写	正常参考值	解读
肌酐(血清)	Cr	男性:59~104 umol/L。 女性:45~84 umol/L	●增高:常见于严重肾功能不全、各种肾功能障碍及肢端肥大症等。 ●降低:常见于肌肉量减少(如营养不良、高龄)及多尿等
尿酸	UA	男性:149~416 umol/L。 女性:89~357 umol/L	●增高:常见于痛风、子痫、白血病、红细胞增多症、多发性骨髓瘤、急性肾小球肾炎、慢性肾小球肾炎、重症肝病、铅及氯仿中毒等。 ●降低:常见于恶性贫血、乳糜泻及应用肾上腺皮质激素等药物后
尿素	UREA	1.78~7.1 mmol/L	●增高:大致可分为三个阶段。①当浓度在8.2~17.9 mmol/L 时,常见于UREA 产生过剩(如高蛋白饮食、糖尿病、重症肝病、高热等)或UREA排泄障碍(如轻度肾功能低下、高血压、痛风、多发性骨髓瘤、尿路闭塞、术后乏尿等);②当浓度在17.9~35.7 mmol/L 时,常见于尿毒症前期、肝硬化、膀胱肿瘤等;③当浓度在35.7 mmol/L 以上时,常见于严重肾衰竭、尿毒症
半胱氨酸蛋白酶抑制剂C	Cys C	0.6~1.2 mg/L	●可作为早期肾损伤的标志

(三)血脂检查报告单解读

血脂检查报告单的解读见表5-10。

表5-10　血脂检查报告单解读

检查项目	英文缩写	正常参考值	解读
甘油三酯	TG	0.55~1.70 mol/L	●增高:可以由遗传、饮食因素引起或继发于某些疾病,如糖尿病、肾病等。TG 值在2.26 mmol/L 为增多;在5.65 mmol/L 以上为严重高 TG 血症。 ●降低:常见于甲状腺功能亢进症、肾上腺皮质功能低下、肝实质性病变、原发性 β 脂蛋白缺乏及吸收不良等

检查项目	英文缩写	正常参考值	解读
总胆固醇	TC	3.1 ~ 5.70 mol/L	●高脂蛋白血症与异常脂蛋白血症的诊断及分类。 ●心、脑血管病的危险因素的判断。 ●TC 增高或过低既可以是原发的(包括遗传性),也可以由营养因素引起或继发于某些疾病,如甲状腺病、肾病等。 ●当 TC 在 5.17 ~ 6.47 mmol/L 时,为动脉粥样硬化危险边缘;当 TC 在 6.47 ~ 7.76 mmol/L 时,为动脉粥样硬化危险水平;当 TC > 7.76 mmol/L 时,为动脉粥样硬化高度危险水平;当 TC 在 < 3.1 mmol/L 或 < 2.59 mmol/L 时,为低胆固醇血症
高密度脂蛋白	HDL	成人男性:1.16 ~ 1.42 mmol/L。 成人女性:1.29 ~ 1.55 mmol/L	●HDL 有利于对动脉内膜胆固醇的清除,与心脑血管疾病发生率成负相关。 ●增高:常见于原发性高 HDL 血症、胰岛素、雌激素、运动、饮酒等。 ●降低:常见于高脂蛋白血症、脑梗死、冠状动脉硬化症、慢性肾功能不全、肝硬化、糖尿病、肥胖和长期吸烟等
低密度脂蛋白	LDL	0 ~ 3.37 mmol/L	●增高:①低甲状腺素血症、肾病综合征、糖尿病、肝疾病和慢性肾衰竭等;②血卟啉病、神经性畏食以及妊娠;③肥胖及长期高胆固醇和饱和脂肪酸饮食。 ●降低:①高甲状腺素血症、急性心肌梗死、骨髓瘤、创伤、严重肝疾病及瑞氏综合征等;②营养不良及慢性贫血等
载脂蛋白 A1	Apo A1	1.00 ~ 1.80 g/L	●Apo A1 是高密度脂蛋白的主要结构蛋白,是反应 HDL 水平的最好指标之一。 ●增高:常见于大量饮酒、女性口服避孕药或妊娠期及口服抗癫痫药等。 ●降低:常见于冠心病、肝实质性病变、肾病综合征、营养不良及糖尿病等
载脂蛋白 B	Apo B	0.6 ~ 1.33 g/L	●Apo B 是 LDL 的结构蛋白,主要代表 LDL 的水平,病理状态下 Apo B 的变化往往比 LDL 的更明显。 ●增高:常见于肝炎、高脂血症、冠心病、糖尿病、肾病综合征及银屑病等。 ●降低:常见于肝实质性病变
脂蛋白(a)	Lp(a)	< 300 mg/L	Lp(a)是公认的致动脉粥样硬化的独立危险因素。 ●增高:常见于动脉粥样硬化、脑梗死、脑动脉硬化、急性时相反应等。 ●降低:常见于严重肝病
同型半胱氨酸	HCY	0 ~ 15 μmol/L	●增高:HCY 增高可刺激血管壁并引起动脉血管损伤,导致炎症和管壁斑块的形成,是冠心病的独立危险因子

(四)血糖检查报告单解读

血糖检查报告单的解读见表 5-11。

表 5-11　血糖检查报告单解读

检查项目	英文缩写	正常参考值	解读
葡萄糖	Glu	3.9~6.1 mmol/l	●高血糖:某些生理因素(如情绪紧张、饭后 1-2 h)及静脉注射肾上腺素后可引起血糖浓度增高。 ●病理性增高:常见于各种糖尿病、慢性胰腺炎、心肌梗死、肢端肥大症、某些内分泌疾病(如甲状腺功能亢进症、垂体前叶嗜酸性细胞腺瘤、垂体前叶嗜碱性细胞功能亢进症、肾上腺功能亢进症等)。颅内出血,颅外伤等也引起血糖浓度增高。 ●低血糖:糖代谢异常、胰岛细胞瘤、胰腺瘤、严重肝病、新生儿低血糖症、妊娠、哺乳等都可造成低血糖
糖化血红蛋白	GHb	5.0%~8.0%	●GHb 可用于评定糖尿病的控制程度,反应测定前 1~2个月的平均血糖水平。当任何原因引起红细胞生存期缩短时,GHb 浓度会降低,即使这一时间血糖浓度可能是增高的
糖化血清蛋白	GSP	1.10~2.15 mol/L	●用于确定糖尿病的控制程度,可反应测定前 1~2周的平均血糖水平

(五)心血管功能检查报告单解读

心血管功能检查报告单解读见表 5-12。

表 5-12　心血管功能检查报告单解读

检查项目	英文缩写	正常参考值	解读
乳酸脱氢酶	LDH	109~245 U/L	●LDH 存在于人体各组织中,其中以心脏、肾脏、红细胞中含量最高。正常情况下,血清中此酶活性比细胞组织中低 1000 倍,当有少量组织坏死时,该酶释放入血液中,使其在血液中的活性增高。心肌梗死、肝炎、肝硬化、肾病等患者血清中的 LDH 浓度显著增高
羟丁酸脱氢酶	HBDH	72~182 U/L	●增高:与 LDH 大致相同,当发生急性心肌梗死时,此酶的浓度在血液中维持高值,可达到 2 倍左右
肌酸激酶	CK	26~174 U/L	●增高:心肌梗死 4~6 h 开始升高,18~36 h 可达正常值的 20~30 倍,为最高峰,2~4 d 后恢复正常。另外,病毒性心肌炎、皮肌炎、肌肉损伤、肌营养不良、心包炎、脑血管意外及心脏手术等都可以使 CK 浓度增高

(六)电解质检查报告单解读

电解质检查报告单解读见表 5 - 13。

表 5 - 13 电解质检查报告单解读

检查项目	英文缩写	正常参考值	解读
钾	K	3.5～5.5 mmol/L	●增高:①经口及静脉摄入增加;②钾流入细胞外液、严重溶血及感染、烧伤、组织破坏、胰岛素缺乏;③组织缺氧、心功能不全、呼吸障碍、休克;④尿排泄障碍、肾衰竭及肾上腺皮质功能减退;⑤大量服用毛地黄素。 ●降低:①经口摄入减少;②钾移入细胞内液、碱中毒、使用胰岛素后及胰岛素分泌增加;③消化道钾丢失,频繁呕吐、腹泻;④尿钾丧失、肾小管性酸中毒。 ●尿钾的临床意义:当使用利尿剂时,尿钾排泄增多。原发性醛固酮增高症患者尿中钠与钾的比值降到0.6:1。当醛固酮分泌增加时,尿钾排泄增加
钠	Na	135～145 mmol/L	●增高:①严重脱水、大量出汗、高烧、烧伤、糖尿病性多尿;②肾上腺皮质功能亢进、原发性及继发性醛固酮增多症。 ●降低:①肾脏失钠 如肾皮质功能不全、重症肾盂肾炎、糖尿病等;②胃肠失钠,如胃肠道引流、呕吐及腹泻等;③抗利尿激素过多。 ●尿钠的临床意义:可了解是否有大量盐的丢失,确定盐摄入量是否足够,协助监测低盐饮食及术后电解质情况,协助判断呕吐、严重腹泻、热衰竭患者的电解质平衡。尿钠还用于对缺盐性缺水与缺水性缺水患者的确定性诊断;前者尿中的氯化钠含量相当低,后者尿中的氯化钠含量正常或升高。患中枢神经系统疾病、脑出血、炎症、肿瘤、艾迪生病、肾上腺皮质功能减退、肾小管严重损伤、支气管肺癌患者等时,尿中的钠含量增多
氯	Cl	95～105 mmol/L	●增高:常见于高钠血症、呼吸性碱中毒、高渗性脱水、肾炎少尿及尿道梗塞。 ●降低:常见于低钠血症,严重呕吐,腹泻,胃液、胰液、胆汁液大量丢失,肾功能减退及艾迪生病等。 ●尿氯的临床意义:一般情况下,尿钠和尿氯保持着相对平衡,但两者并不是永远平衡。例如:连续服用氯化钠或氯化钾后,尿氯含量比尿钠含量高;相反,连续服用大量碱性钠盐时,尿钠含量比尿氯含量高。另外,尿液呈碱性很可能是尿钠含量高于尿氯含量所致

续表

检查项目	英文缩写	正常参考值	解读
钙	Ca	2.25～2.75 mmol/L	●增高:常见于骨肿瘤、甲状旁腺功能亢进、急性骨萎缩、肾上腺皮脂功能减退及维生素 D 摄入过量等。 ●降低:常见于维生素 D 缺乏、佝偻病、软骨病、小儿手足抽搐症、老年骨质疏松、甲状旁腺功能减退、慢性肾炎、尿毒症、低钙饮食及吸收不良等

(七)风湿性疾病检查报告单解读

风湿性疾病检查报告单的解读见表 5 – 14。

表 5 – 14　风湿性疾病检查报告单解读

检查项目	英文缩写	正常参考值	解读
抗链球菌溶血素 O	ASO	＜200 IU/L	●ASO 测试能为早期的链球菌感染提供证据,主要应用于急性风湿热、链球菌感染后的血管球性肾炎、咽炎及其他急性感染。通常,与抗原对应的抗体在急性链球菌感染后 3 周左右达到峰值,并保持在峰值水平 3～4 个月,然后逐渐降低到正常水平
类风湿因子	RF	＜20 IU/L	●RF 对类风湿关节炎患者的诊断及预后判断具有一定的临床意义,可用于自身免疫性疾病的辅助诊断
超敏 C 反应蛋白	hs – CRP	0～3.6 mg/L	●hs – CRP 是在炎症过程中出现于血液中的一种非特异性急相反应蛋白。急性炎症患者 hs – CRP 浓度的变化比红细胞沉积的变化速度快。研究表明 hs – CRP 不仅是炎症的非常好的指示物,而且当其浓度显著增加时,也是冠状动脉疾病很好的指示物。其浓度的升高以一种非特异性的方式发生在各种组织病变(如感染期、风湿性关节炎、心肌梗死、恶性肿瘤等)中

(八)胰腺功能检查报告单解读

胰腺功能检查报告单的解读见表 5 – 15。

表 5 – 15　胰腺功能检查报告单解读

检查项目	英文缩写	正常参考值	解读
淀粉酶	AMY	0 ~ 150 U/L	●血清淀粉酶测定主要用于诊断急性胰腺炎。在急性胰腺炎发作期 AMY 活性显著增高。尿 AMY 浓度在发病后 12 ~ 24 h 也会增高。患某些慢性胰腺疾病(如慢性胰腺炎、胰腺肿瘤、流行腮腺炎、唾液腺化脓或腺管堵塞)时,血清 AMY 浓度也会增高,而患各种肝、胆疾病(如肝炎、肝硬化、肝脓肿、肝癌及胆囊炎等)时,则淀粉酶浓度会下降
脂肪酶	LPS	150 ~ 200 U/L	●脂肪酶活力测定可用于反映胰腺失调的情况。患急性胰腺炎时,在腹痛 4 ~ 8 h 内脂肪酶活力较参考值上限高 2 ~ 50 倍,24 h 达峰值,8 ~ 14 d 内下降。患慢性胰腺炎和胰管堵塞时,脂肪酶浓度也会增高

六、免疫检验报告单解读

肿瘤标志物(tumor marker,TM)指特征性存在于恶性肿瘤细胞,或由恶性肿瘤细胞异常产生的物质,或由宿主对肿瘤的刺激反应产生的物质,并能反映肿瘤发生、发展,监测肿瘤对治疗反应的一类物质。肿瘤标志物存在于肿瘤患者的组织、体液和排泄物中,能够用免疫学、生物学及化学等方法检测到。

肿瘤标志物的用途:①肿瘤的早期发现;②肿瘤普查、筛查;③肿瘤的诊断、鉴别诊断与分期;④肿瘤患者手术、化疗、放疗疗效监测;⑤肿瘤复发的指标;⑥肿瘤的预后判断;⑦寻找不知来源的转移肿瘤的原发灶。

(一)肿瘤标志物

肿瘤标志物见表 5 – 16。

表 5 – 16　肿瘤标志物

检查项目	联检筛查
肺癌	NSE、Cyfra211、SCCA、CEA、CA50
肝癌	AFP、CEA、CA199
胃癌	CA724、PGI、PGⅡ、CA242、CA199
结直肠癌	CEA、CA50、CA242、CA199
胰腺癌	CA199、CA242、CA50、CA125
乳腺癌	CA153、CEA
卵巢癌	CA125、CEA
前列腺癌	PSA、fPSA、PAP

(二)甲状腺功能检查报告单解读

甲状腺功能检查报告单的解读见表5-17。

表5-17 甲状腺功能检查报告单解读

检查项目	英文缩写	正常参考值	解读
三碘甲状腺原氨酸	T_3	化学发光法:0.92～2.79 nmoL/L	●主要用于判断甲状腺功能,但受血浆蛋白影响
甲状腺素	T_4	化学发光法:58.1～140.6 nmoL/L	●主要用于判断甲状腺功能,但受血浆蛋白影响
游离T_3	FT_3	化学发光法:3.5～6.5 pmoL/L	●与总三碘甲状腺原氨酸(TT_3)的临床意义基本相同,但比TT_3更为灵敏,且测定值不受甲状腺素结合球蛋白浓度的影响
游离T_4	FT_4	化学发光法:11.5～22.7 pmoL/L	●与总甲状腺素(TT_4)的临床意义基本相同,但比TT_4更为灵敏,且测定值不受甲状腺素结合球蛋白浓度的影响
超敏促甲状腺素	HTSH	—	●增高:常见于甲状腺功能减退症、慢性淋巴细胞性甲状腺炎、地方性甲状腺肿、某些甲状腺激素瘤等。 ●降低:常见于甲状腺功能亢进症、肢端肥大症、库欣综合征等
反T_3	rT_3	化学发光法:0.46～1.38 nmoL/L	●主要用于原发性和继发性甲状腺功能亢进症的诊断
甲状腺球蛋白抗体	TGAb	化学发光法:0～60 umoL/L	●增高:常见于慢性淋巴细胞性甲状腺炎、格雷夫斯病、甲状腺功能减退症等
甲状腺微粒体抗体	TMAb	化学发光法:0～60 umoL/L	●患自身免疫性甲状腺疾病、慢性淋巴细胞甲状腺炎时呈明显阳性;患甲状腺功能亢进症、甲状腺功能减退症时可呈阳性
甲功三项	T_3、T_4、hTSH	—	●主要用于判断甲状腺功能,鉴别免疫性疾病
游离甲功三项	FT_3、FT_4、hTSH	—	●主要用于原发性和继发性甲状腺功能亢进症的诊断

(三)性激素检查报告单解读

性激素检查报告单的解读见表5-18。

表 5 –18　性激素检查报告单解读

检查项目	英文缩写	正常参考值	解读
卵泡刺激素	FSH	不同试剂、方法及不同时期参考值不一样	●女性:促卵泡生成、成熟,与 LH 协同促排卵。 ●男性:作用于睾丸曲细精管上皮,促精子生成、发育、成熟
促黄体生成素	LH	不同试剂、方法及不同时期参考值不一样	●女性:使卵泡成熟及雌激素合成,引起排卵,促进卵泡变成黄体、合成孕酮。 ●男性:促进间质细胞分泌睾酮,促进精子生成
雌二醇	E_2	不同试剂、方法及不同时期参考值不一样	●维持女性副性征,促进性器官发育,维持妊娠
孕酮	P	不同试剂、方法及不同时期参考值不一样	●在月经周期中起调节作用,维持妊娠;孕酮的浓度可随妊娠周期的延长而持续增高
睾酮	T	不同试剂、方法及不同时期参考值不一样	●女性来自卵泡内膜及肾上腺皮质,男性来自睾丸及肾上腺皮质;睾酮可维持男性副性征,促进性器官发育、成熟,维持正常性功能
泌乳素	PRL	不同试剂、方法及不同时期参考值不一样	●促进乳腺成熟和泌乳;过高的 PRL 可抑制 LH 及 FSH 的作用。PRL 浓度在孕期逐渐增高,分娩前达高峰
β – 人绒毛膜促性腺激素	β – HCG	不同试剂、方法及不同时期参考值不一样	●β – HCG 维持妊娠。β – HCG 浓度于妊娠期 8 ~ 10 周达最高,一直持续到 12 周后迅速下降,然后保持一定水平,维持到妊娠结束

(四)术前传染病检查报告单解读

术前传染病检查报告单的解读见表 5 – 19。

表 5 – 19　术前传染病检查报告单解读

检查项目	英文缩写	正常参考值	解读
乙肝表面抗原	HBsAg	ELISA:阴性	●HBsAg 是诊断是否感染乙型肝炎病毒的重要标志物,有助于乙型肝炎的早期诊断、鉴别诊断。 ●定量试验:可及时检出低浓度 HBsAg,缩短窗口期
乙肝表面抗体	HBsAb	ELISA:阴性	●HBsAb 为保护性抗体(中和抗体),其出现标志着乙型肝炎病毒感染进入恢复期或注射乙肝疫苗后产生正常的免疫应答。若定量测定在 10 IU/mL 以上,则说明有免疫力

续表

检查项目	英文缩写	正常参考值	解读
乙肝 e 抗原	HBeAg	ELISA:阴性	●HBeAg 位于乙型肝炎病毒的核心部,是一种可溶性抗原,由感染的肝细胞分泌入血,在血中可游离存在,是乙型肝炎病毒复制活跃的血清学指标,传染性强
乙肝 e 抗体	HBeAb	ELISA:阴性	●HBeAb 是在 HBeAg 消失后机体所产生的一种非保护性抗体。其病毒复制减少,传染性弱,但并非没有传染性
乙肝核心抗体	HBcAb	ELISA:阴性	●HBcAb 是针对 HBcAg 而产生的非保护性抗体。 ●定量试验:低浓度的 HBcAb 阳性,提示为过去感染;高浓度的 HBcAb 阳性,提示有病毒活动性复制
梅毒螺旋体	TP	阴性	●梅毒是梅毒螺旋体引起的一种性传播疾病,人是梅毒螺旋体的唯一宿主。梅毒螺旋体抗体是梅毒感染人体后由免疫系统产生的特异性抗体,是梅毒感染的特异性指标
丙型肝炎病毒	HCV	ELISA:阴性	●既往感染 HCV:HCV 抗体阳性,HCV - RNA 阴性,既往无抗病毒治疗且肝功能正常。这说明感染后已痊愈,不需要治疗,定期复查即可。 ●丙型肝炎患者:HCV 抗体阳性、HCV - RNA 阳性,无论肝功能是否异常,均可判断患者患有丙型肝炎。若无干扰素和利巴韦林的禁忌证,则应用其进行抗病毒治疗。 ●自身免疫性肝炎患者:若出现 HCV 抗体阳性,则应先检查免疫系统的有关指标及 HCV - RNA 定量,然后再做诊断
人类免疫缺陷病毒	HIV	阴性	●HIV 分为两型:HIV - 1 型和 HIV - 2 型。HIV 抗体筛查试验阴性一般情况下表明未被 HIV 感染,但"窗口期"除外。HIV 抗体筛查试验阳性时,应按流程复检,若复检结果仍为阳性,则应逐级进行阳性结果的确认

 达标测试

选择题

1. 患者,女,27 岁,3 年来头晕、心悸、面色苍白,平时月经量较一般人稍多。外周血检验:Hb 浓度为 65 g/L,MCV 为 72 fL,WBC 计数为 4.9×10^9/L,PLT 计数为 220×10^9/L。

结合患者的其他检验结果和临床症状,对该患者的初步诊断可能为( )

　　A.缺铁性贫血　　　　　　B.溶血性贫血　　　　　　C.再生障碍性贫血

　　D.巨幼细胞贫血　　　　　E.白血病

　　2.患者,男,35岁,半年来逐渐出现贫血症状,不发热,无出血症状,巩膜轻度黄染,肝、脾未肿大,尿液外观呈浓茶色。外周血检验:Hb 浓度为 82 g/L,WBC 计数为 5.6×10^9/L,PLT 计数为 93×10^9/L,网织红细胞百分比为 8%。结合患者的检验结果和临床症状,对其初步诊断可能为( )

　　A.缺铁性贫血　　　　　　B.溶血性贫血　　　　　　C.再生障碍性贫血

　　D.巨幼细胞贫血　　　　　E.白血病

　　3.患者,男,60岁,因乏力、面色苍白、消瘦 4 个月就诊。外周血检验:RBC 计数为 1.54×10^{12}/L,Hb 浓度为 68 g/L,WBC 计数为 7.2×10^9/L,PLT 计数为 50×10^9/L,RDW 为 25.5%,MCV 为 137 fL,MCH 为 43 pg,MCHC 为 342 g/L。红细胞直方图:红细胞峰明显右移,基底增宽;血涂片中红细胞体积明显增大,大小不均匀。结合患者的检验结果和临床症状,对其初步诊断可能为( )

　　A.缺铁性贫血　　　　　　B.溶血性贫血　　　　　　C.再生障碍性贫血

　　D.巨幼细胞贫血　　　　　E.白血病

　　4.患者,男,50岁,心慌、乏力、肢体麻木。外周血检验:Hb 浓度为 85 g/L,RBC 计数为 2.6×10^{12}/L,WBC 计数为 9.5×10^9/L,红细胞大小不一,大红细胞、巨红细胞多见。结合患者的检验结果和临床症状,对其初步诊断可能为( )

　　A.缺铁性贫血　　　　　　B.溶血性贫血　　　　　　C.再生障碍性贫血

　　D.巨幼细胞贫血　　　　　E.白血病

　　5.患者,女,35岁,长期服用抗生素,体检时面色萎黄,巩膜轻度黄染,呈镜面舌。外周血检验:WBC 计数为 8.9×10^9/L,RBC 计数为 2.7×10^{12}/L,Hb 浓度为 80 g/L,MCV、MCH 均正常。白细胞分类大致正常,但血涂片上大红细胞、巨大杆状核中性粒细胞易见。结合患者的检验结果和临床症状,对其初步诊断可能为( )

　　A.缺铁性贫血　　　　　　B.溶血性贫血　　　　　　C.再生障碍性贫血

　　D.药物所致巨幼细胞贫血　　　　　　　　　　E.白血病

　　6.尿常规分析若不能及时进行,则应将标本冷藏于( )

　　A.2~8 ℃的冰箱中　　　B.0~2 ℃的冰箱中　　　C.-2~0 ℃的冰箱中

　　D.-10~-20 ℃的冰箱中　　　　　　　　　　E.-80 ℃的冰箱中

7. 进行尿液常规检验时,每次留取尿标本的量应不少于(　　)

A.5 mL　　　　　　　　B.8 mL　　　　　　　　C.15 mL

D.20 mL　　　　　　　　E.50 mL

8. 患者,女,24 岁,某日下午 4 点在高热天气中工作时突然晕厥,面色苍白,全身冒汗,四肢发凉,腹痛,问诊知午饭进食较少,月经逾期 1 周。实验室检查:Hb 浓度为 120 g/L,血糖浓度为 6.1 mmol/L,尿 WBC(+)/HP,尿蛋白阴性,尿 hCG 阳性,尿淀粉酶阴性。该患者最可能发生了(　　)

A.中暑　　　　　　　　B.尿路感染　　　　　　　　C.妊娠早期反应

D.急性胰腺炎　　　　　　E.饥饿

9. 患者,女,59 岁,因多饮、多尿、体重减轻就诊。实验室检查:尿糖(+++),尿蛋白质(−),尿酮体(−),血糖浓度为 9.8 mmol/L。初步诊断为糖尿病。为了解患者的病情变化及调整其用药剂量,检查尿糖的最佳标本为(　　)

A.随机尿　　　　　　　　B.3 h 尿　　　　　　　　C.24 h 尿

D.晨尿　　　　　　　　E.导尿标本

10. 患者,女,29 岁,停经 40 d 就诊。医生考虑其为妊娠。以下选项为 hCG 检查的最佳标本的为(　　)

A.晨尿　　　　　　　　B.12 h 尿　　　　　　　　C.3 h 尿

D.中段尿　　　　　　　　E.餐后尿

11. 粪便外观呈白陶土样主要见于(　　)

A.胃癌　　　　　　　　B.消化道溃疡　　　　　　　　C.阻塞性黄疸

D.肠道寄生虫感染　　　　E.服用铁剂、活性炭

12. 患阿米巴痢疾时的粪便为(　　)

A.柏油样便　　　　　　　B.红色果酱样便　　　　　　C.鲜血便

D.脓状便　　　　　　　　E.米泔样便

13. 粪便采集后应检验完毕的时间为(　　)

A.1 h 内　　　　　　　　B.2 h 内　　　　　　　　C.3 h 内

D.6 h 内　　　　　　　　E.1 d 内

14. 急诊时,有患儿家属拿着尿不湿里的大便来做大便常规加隐血试验,以下选项不是拒收标本的理由的是(　　)

A.尿不湿里的大便有可能被小便污染

B.大便中的有形成分被破坏

C.大便中的水分被尿不湿吸收

D.大便检验的容器要求是干燥、清洁、有盖,无吸收和渗漏

E.尿不湿中的大便量少

15.免疫法隐血试验适于诊断的疾病为(　　)

A.胃癌　　　　　　　　　B.门静脉高压　　　　　　C.消化性溃疡

D.结肠息肉　　　　　　　E.急、慢性胃炎

16.某患者术后伤口渗血不止,临床疑有弥散性血管内凝血。对其应选择的检查项目为(　　)

A. PLT、CRT、BT　　　　　B. BT、CT、PT　　　　　　C. PLT、PT、APTT、Fg、FDP

D. CFT、APTT、vWF　　　　E. PLT、APTT、BT、CT

17.若某患者 PT 正常,APTT 延长,则其最可能缺乏的是(　　)

A. F Ⅰ、F Ⅱ　　　　　　　B. F Ⅻ、F ⅩⅢ　　　　　　C. F Ⅴ、F Ⅹ

D. F Ⅶ、F Ⅲ　　　　　　　E. F Ⅷ、F Ⅸ、F Ⅺ

18.外源性凝血系统最常用的筛选试验是(　　)

A. APTT　　　　　　　　　B. PT　　　　　　　　　　C. TT

D. CT　　　　　　　　　　E.纤维蛋白原测定

19.下列有关凝血筛选试验临床意义的叙述,错误的是(　　)

A.患血友病时,APTT 延长　　　　B.当循环血液中有肝素存在时,TT 延长

C.患严重肝病时,PT 延长　　　　　D.当处于弥散性血管内凝血早期时,3P 阳性

E.患异常纤维蛋白原血症时,PT 正常

20. PT 延长常见于(　　)

A.阻塞性黄疸　　　　　　　B.纤维蛋白原缺乏症　　　　C.弥散性血管内凝血

D.血液中有抗凝物质　　　　E.口服避孕药

21.患者,男,40 岁,突发剧烈腹痛,初起时剑突下偏右呈发作性胀痛,胀痛迅速波及全腹,呈持续性,并向后腰背放射,伴恶心、呕吐。查体:体温38.9 ℃,血压110/80 mmHg,脉搏110 次/分,呼吸 32 次/分,心肺检查(−),全腹膨隆,伴明显肌紧张及广泛压痛,反跳痛。B 超:肝、脾大,胰腺明显肿大,尤以胰头、胰体明显。实验室检查:Hb 浓度为94.1 g/L,WBC 计数为 18.9×10^8/L,AST 浓度为 218 U/L,BUN 浓度为 9.9 mmol/L,AMY 含量为1904.7 UL,CA 浓度为 1.74 mmol/L。以下疾病可引起 AMY 活性升高的是(　　)

A. 荨麻疹　　　　　　　B. 腮腺炎　　　　　　　C. 慢性乙肝

D. 胃溃疡　　　　　　　E. 急性心肌梗死

22. 患者,男,24 岁,自感乏力,厌油,食欲减退,畏寒,高热 3 d,体温 39.1 ℃,巩膜黄染,被诊断为病毒性肝炎。

(1)下列指标中反映急性肝细胞损伤最敏感的是(　　　)

　　A. ALP　　　　　　　B. AST　　　　　　　C. LDH

　　D. ALT　　　　　　　E. GGT

(2)显性黄疸的参考范围为(　　　)

　　A. 3.4 μmol/L　　　　B. 17.1 μmol/L　　　　C. 3.4～17.1 μmol/L

　　D. >17.1 μmol/L　　　E. >34.2 μmol/L

23. 患者,男,44 岁,压榨性中心性胸痛发作后 3 h 就诊。查体:面色苍白,出汗,血压为 110/90 mmHg,脉搏为 78 次/分,心音正常,心电图 S－T 段抬高。实验室检查:K^+ 浓度为 3.2 mmol/L,Na^+ 浓度为 138 mmol/L,尿素氮浓度为 9.2 mmol/L,CK 浓度为 90 U/L。

(1)进行首次生化检查时,绝对必要增加的项目是(　　　)

　　A. CK－MB　　　　　B. CK　　　　　　　　C. Mb

　　D. CTnI　　　　　　　E. AST

(2)该患者首先应确诊的疾病是(　　　)

　　A. 急性心肌梗死　　　B. 慢性肺源性心脏病　　C. 营养不良

　　D. 肾衰竭　　　　　　E. 骨坏死

24. 患者,女,40 岁,持续性上腹痛(以脐周为主)2 h,无畏寒、发热,无恶心、呕吐,无阴道流血,大小便无异常。既往有胰腺炎病史。查体:体温 34 ℃ ,脉搏 84 次/分,呼吸 17.4 次/分,血压 100/44 mmHg,呈急性痛苦面容,神志清楚,检查合作,皮肤、巩膜无黄染,剑突下有压痛、反跳痛,肠鸣音弱,未闻及气过水声,四肢无异常。患者入院后的最佳检查项目为(　　　)

　　A. 血糖　　　　　　　B. 血、尿淀粉酶　　　　C. 肝功能

　　D. 肾功能　　　　　　E. 心功能

25. 患者,男,27 岁,纳差,体重减轻明显,日甚一日。查体:皮肤呈青铜色,低血压,消瘦。实验室检查:血清 Na^+ 浓度为 124 mmol/L,K^+ 浓度为 4.2 mmol/L,血皮质醇浓度降低,尿 17－羟皮质类固醇浓度降低,血浆 ACTH 浓度增高。对该患者最可能的诊断为(　　　)

A. 继发于垂体功能不全的肾上腺皮质功能低下

B. 原发性醛固酮综合征

C. 库欣综合征

D. 艾迪生病

E. 肾上腺皮脂腺瘤

26. 患者,女,39 岁,主诉"闭经及有逐渐肥胖趋势"。X 线检查:有异常骨质疏松现象。实验室检查:血清 K^+ 浓度为 2.4 mmol/L,空腹血糖浓度为 7.72 mmol/L,血皮质醇浓度增高且不能被大剂量地塞米松抑制。对该患者最可能的诊断为(　　)

A. 肾上腺瘤性库欣综合征　　B. 肾上腺癌性库欣综合征

C. 糖尿病　　　　　　　　　D. 艾迪生病　　　　　　E. 单纯性肥胖

27. 患者,女,44 岁,有慢性肾炎史 20 年,近 1 个月来下肢水肿,血压 20/13.4 kPa,尿蛋白定量为 3 g/d,血肌酐浓度为 214 umol/L。其蛋白尿的性质最可能为(　　)

A. 低分子蛋白尿　　　　　　B. 中分子蛋白尿　　　　C. 高分子蛋白尿

D. 组织性蛋白尿　　　　　　E. 混合性蛋白尿

28. 患者,男,23 岁,半年多来腹胀、乏力、食欲减退。查体:巩膜无黄染,无肝掌、蜘蛛痣,腹平软,肝位于右肋下 4 cm,脾侧位可扪及。实验室检查:ALT 为 100 U/L,ALB 浓度为 38 g/L,球蛋白浓度为 34 g/L,胆红素浓度正常,凝血酶原活动度为 74%,HBsAg(+)。对该患者最可能的诊断为(　　)

A. 急性无黄疸型病毒性肝炎　　　　　　　　B. 慢性轻度病毒性肝炎

C. 慢性中度病毒性肝炎　　　　　　　　　　D. 慢性重度病毒性肝炎

E. 慢性病毒性肝炎伴肝硬化

29. 患者,女,41 岁,胸痛发作 24 h,伴心悸、气短、面色苍白,有慢性支气管炎史和 20 年吸烟史。心电图检查:S - T 段抬高。实验室检查:血清 AST 浓度为 284 U/L,LD 浓度为 4480 U/L,CK 浓度为 1440 U/L,CK - MB 浓度为 18 U/L。该患者出现上述症状最有可能的原因为(　　)

A. 急性心肌梗死　　　　　B. 肝硬化　　　　　　　C. 急性肾衰竭

D. 二尖瓣狭窄致右心衰竭　　　　　　　　　E. 骨骼肌疾病

30. 患者,男,主诉"骨痛"。血浆蛋白质电泳图谱:ALB 减少,$\beta - \gamma$ 区带出现典型的 M 蛋白。对该患者最可能的诊断是(　　)

A. 多发性骨髓瘤　　　　　B. 急性肝炎　　　　　　C. 急性时相反应

D. 慢性乙型肝炎　　　　　E. 肾病综合

31. 患者,男,39 岁,乏力、食欲减退半个月。查体:肝位于肋缘下 1 cm,脾侧位可扪及。实验室检查:HsAg(+),HBeAg(+),抗－HBe(－),抗－HBclgM(+),抗－HBs(－)。对该患者最可能的诊断为(　　　)

A. 慢性乙型肝炎　　　B. 慢性迁延性肝炎　　　C. 急性乙型肝炎

D. 乙肝恢复期　　　　E. 慢性活动性肝炎

32. 某患者的乙肝五项结果为 HBsAg(+),HBeAg(+),抗－HBe(－),抗－HBc lgM(+),抗－HBs(－),则对其诊断最可能为(　　　)

A. 慢性乙型肝炎　　　　B. 慢性迁延性肝炎　　　C. 急性乙型肝炎

D. 乙肝恢复期　　　　　E. 慢性活动性肝炎

33. 某患者的乙肝五项结果为 HBsAg(+),HBeAg(－),抗 HBe(－),抗 HBc(+),抗 HBs(－),下列对其判断准确的为(　　　)

A. 乙肝病毒不断复制,有强传染性

B. 病毒已被清除,无传染性

C. 处于乙肝恢复期或携带慢性病毒

D. 处于急性期或携带病毒

E. 不同亚型的乙肝病毒二次感染

34. 患者,女,50 岁,下腹部不适,盆腔下坠、疼痛,月经不调 3 个月。医生怀疑其患卵巢癌。以下可辅助诊断卵巢癌的指标为(　　　)

A. AFP　　　　　　　B. CEA　　　　　　　C. CA125

D. CA153　　　　　　E. PSA

35. 患者,女,51 岁,有慢性乙肝病史 30 年。实验室检查:HBsAg(+),HBeAg(+),HBsAb(+)。近 2 个月来消瘦、腹胀、乏力。B 超和 CT 检查提示肝内占位。医生怀疑其患肝癌。以下可用来区分慢性肝炎与肝癌的指标为(　　　)

A. AFP　　　　　　　B. CEA　　　　　　　C. CA125

D. CA153　　　　　　E. PSA

36. 患者,男,30 岁,常出入娱乐场所。2 个月前其生殖器出现溃疡(不痛),躯干、四肢出现红色皮疹(不痛),手掌、足底有硬性脓疱。实验室检查:快速血浆反应素环状卡片试验阳性。结合上述描述可初步诊断引起该患者感染的病原微生物是(　　　)

A. 淋病奈瑟菌　　　　B. 人型支原体　　　　C. 梅毒螺旋体

D. 生殖道支原体   E. 钩端螺旋体

37. 对某确诊为尿路感染的患者进行生化检查,得到如下结果:尿素酶试验阴性,吲哚、甲基红、V - P、枸橼酸盐试验(+ + - -)。该患者最可能感染的细菌为(　　)

A. 奇异变形杆菌   B. 肺炎克雷伯菌   C. 大肠埃希菌

D. 铜绿假单胞菌   E. 产气肠杆菌

38. 某一脓标本,涂片革兰氏染色镜检:革兰氏阳性球菌,直径 1 μm 左右,呈单个、成对或短链排列。血琼脂平板分离培养:菌落呈圆形,表面光滑、湿润,边缘整齐,黄色,凸起,直径1 ~ 1.5 mm,菌落周围有完全透明的溶血环。生化试验:触酶试验阳性,血浆凝固酶(试管法)阳性,发酵葡萄糖产酸,发酵甘露醇产酸,对新生霉素敏感。对此应报告为(　　)

A. 表皮葡萄球菌生长   B. 金黄色葡萄球菌生长   C. 腐生葡萄球菌生长

D. 中间型葡萄球菌生长   E. 家畜葡萄球菌生长

39. 某胆道感染患者的胆汁在血平板长出一灰白半透明菌落,革兰氏阳性球菌,触酶试验阴性,可在胆汁七叶苷和6.5%氯化钠培养基上生长。该患者感染的细菌为(　　)

A. 葡萄球菌   B. 肠球菌   C. 肺炎链球菌

D. 白色念珠菌   E. 解脲脲原体

40. 从某肺炎患者痰液中分离一株细菌,血平板生长出灰白无溶血菌落,易从培养基上刮下,革兰氏阴性双球菌,氧化酶阳性,硝酸盐还原阳性,不分解糖类。该患者感染的细菌为(　　)

A. 肺炎链球菌   B. 脑膜炎奈瑟菌   C. 淋病奈瑟菌

D. 卡他布兰汉菌   E. 灰色奈瑟菌

参考答案

第一章　消毒隔离技术

第一节　无菌技术

1. E　2. A　3. E　4. E　5. C　6. D　7. C　8. C　9. A　10. D　11. C　12. A　13. E　14. D　15. C　16. E

第二节　穿、脱隔离衣和防护服

1. A　2. C　3. D　4. C　5. D　6. D　7. A　8. B　9. E　10. D　11. A　12. C　13. C　14. B　15. C

第二章　临床常用技能

第一节　生命体征测量

一、选择题

1. D　2. C　3. B　4. C　5. B　6. B　7. C　8. E

二、填空题

1. 体温　脉搏　呼吸　血压　2. 舌下热窝　3　3. 腋窝正中　10　4.3～4　3　5.30　1　6. 两　同时　1　7.16～20　1:4　8.20～30　4　9. 收缩压　舒张压　10. 时间　部位　体位　血压计　11. 低　高　低　高　12.0　2　平均值

第二节　吸氧术

1. B　2. E　3. B　4. E　5. E　6. C　7. E　8. D　9. D　10. D

第三节　吸痰术

1. B　2. C　3. B　4. A　5. B　6. C　7. D　8. B　9. C　10. D

第四节　动、静脉穿刺术

项目一　动脉穿刺术

1. A　2. A　3. A　4. A　5. C　6. B　7. C　8. D　9. A　10. E

项目二　静脉穿刺术

1. E　2. B　3. C　4. B　5. D　6. A　7. C　8. C　9. B　10. C

第三章　外科基本技能

第一节　打结、缝合技术

1. E　2. C　3. B　4. C　5. E　6. B　7. C　8. E　9. D　10. C

第二节　清创技术

1. D　2. C　3. E　4. B　5. C　6. A　7. C　8. A　9. C　10. A

第三节　脓肿切开技术

1. B　2. C　3. C　4. B　5. C　6. B　7. A　8. B　9. C　10. E

第四节　换药、拆线技术

1. C　2. C　3. C　4. B　5. B　6. D　7. C　8. E　9. E　10. E

第四章　常用急救技术

第一节　包扎止血技术

1. B　2. D　3. A　4. B　5. B　6. B　7. A　8. B　9. B　10. C　11. D

第二节　四肢骨折现场急救外固定术与脊柱损伤患者搬运

1. B　2. E　3. C　4. D　5. D　6. A　7. C　8. A　9. D　10. B

第三节　气管异物的处理(海姆立克急救法)

1. E　2. C　3. A　4. E　5. C　6. A　7. B　8. A　9. A　10. E

第四节　中暑、淹溺患者的现场急救

项目一　中暑患者的现场急救

1. D　2. A　3. B　4. A　5. A　6. A　7. C　8. A　9. C

项目二　淹溺患者的现场急救

1. D　2. B　3. D　4. B　5. D　6. A　7. D　8. A　9. A

第五节　毒蛇咬伤患者的现场急救

1. A　2. C　3. A　4. C　5. A　6. B

第六节 心肺复苏

1. D 2. C 3. C 4. D 5. B 6. E 7. C 8. D 9. E 10. E

第七节 电除颤

1. A 2. C 3. C 4. C 5. D

第八节 简易呼吸器的使用

1. A 2. E 3. B 4. A

第五章 常见报告单的分析

第一节 心电图检查报告分析

一、选择题

1. B 2. A 3. B 4. B 5. C 6. B 7. D 8. C

二、简答题

1. 答:见下图。

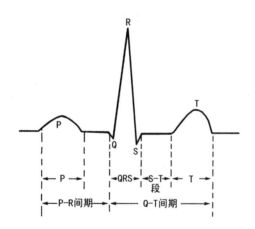

2. 答:①V_1 导联位于胸骨右缘第四肋间;②V_2 导联位于胸骨左缘第四肋间;③V_3 导联位于 V_2 与 V_4 的连线中点;④V_4 导联位于第五肋间与左锁骨中线相交处;⑤V_5 导联位于左腋前线与 V_4 水平相交处;⑥V_6 导联位于左腋中线与 V_4 水平相交处。

第二节 实验室检查报告分析

1. A 2. B 3. D 4. D 5. D 6. A 7. C 8. C 9. D 10. A 11. C 12. B 13. B
14. D 15. D 16. C 17. E 18. B 19. E 20. E 21. B 22. D、E 23. C、A 24. B
25. D 26. B 27. E 28. B 29. A 30. A 31. C 32. C 33. C 34. C 35. A 36. C
37. C 38. B 39. B 40. D

参考文献

［1］顾树南,蔡珍福,姚全梅.外科临床手册［M］.上海:复旦大学出版社,2002.

［2］陈孝平,汪建平,赵继宗.外科学［M］.9 版.北京:人民卫生出版社,2018.

［3］吴俊晓,周小菊.护理学基础［M］.北京:人民卫生出版社,2019.

［4］张连辉,邓翠珍.基础护理学［M］.4 版.北京:人民卫生出版社,2021.

［5］李小寒,尚少梅.基础理学［M］.7 版.北京:人民卫生出版社,2021.

［6］周秀华.急危重症护理学［M］.2 版.北京:人民卫生出版社,2019.

［7］吴显和.急危重症护理技术［M］.2 版.北京:人民卫生出版社,2019.

［8］王为民.急救护理技术［M］.3 版.北京:人民卫生出版社,2020.